DeRose

CHAKRAS, KUNDALINÍ
E
PODERES PARANORMAIS

Revelações inéditas sobre os centros de força do corpo e sobre o despertamento do poder interno.

Sob o selo editorial
EGRÉGORA

Senhor Livreiro,

Sei o quanto o seu trabalho é importante e que esta é a sua especialidade. Por isso, gostaria de fazer um pedido fundamentado na minha especialidade: este livro não é sobre autoajuda, nem terapias e, muito menos, esoterismo. Não tem nada a ver com Educação Física nem com esportes.

Assim, agradeço se esta obra puder ser catalogada como **Hinduísmo** ou como **Filosofia Hindu**.

Grato,

O Autor

> As páginas deste livro foram impressas em papel reciclado. Embora seja mais caro que o papel comum, consideramos um esforço válido para destruir menos árvores e preservar o meio ambiente. Contamos com o seu apoio.

PERMISSÃO DO AUTOR PARA A TRANSCRIÇÃO E CITAÇÃO

Resguardados os direitos da Editora, o autor concede permissão de uso e transcrição de trechos desta obra, desde que seja obtida autorização por escrito e a fonte seja citada. A DeRose Editora se reserva o direito de não permitir que nenhuma parte desta obra seja reproduzida, copiada, transcrita ou mesmo transmitida por meios eletrônicos ou gravações, sem a devida permissão, por escrito, da referida editora. Os infratores serão punidos de acordo com a Lei nº 9.610/98.

Impresso no Brasil/*Printed in Brazil*

COMENDADOR DeRose

Professor Doutor *Honoris Causa* pelo Complexo de Ensino Superior de Santa Catarina
Comendador pela Secretaria de Educação do Estado de São Paulo, Núcleo MMDC Caetano de Campos
Comendador pela Ordem do Mérito Farmacêutico Militar, do Exército Brasileiro
Comendador pela The Military and Hospitaller Order of Saint Lazarus of Jerusalem
Chanceler da Sociedade Brasileira de Heráldica e Humanística
Grã-Cruz Heróis do Fogo, pelo Corpo de Bombeiros do Estado de São Paulo
Membro do CONSEG – Conselho de Segurança dos Jardins e da Paulista
Membro da ADESG – Associação dos Diplomados da Escola Superior de Guerra
Laureado pelo Governo do Estado de São Paulo, OAB, Justiça Militar da União,
Polícia Militar, Polícia Técnico-Científica, Exército Brasileiro, Defesa Civil, ABFIP ONU etc.

CHAKRAS, KUNDALINÍ E PODERES PARANORMAIS

Revelações inéditas sobre os centros de força do corpo
e sobre o despertamento do poder interno.

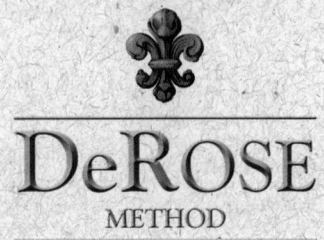

Vídeos na Fan Page – https://www.facebook.com/professorderose
https://www.instagram.com/professorderose

Al. Jaú, 2000 - São Paulo SP - tel. (+55 11) 3081-9821

Paris – London – New York – Roma – Madrid – Barcelona – Buenos Aires – Lisboa – Porto – Rio – São Paulo

© Copyright 1995: L. S. A. DeRose (todos os direitos reservados)

Projeto editorial, digitação, diagramação, ilustração e paginação em Word: DeRose
Capa: Camila Carbone
Foto da capa: Ricardo Iazzetta/*modelo:* Daniel Cambria
Desenhos: Takeshita
Revisão desta edição: Vênus Santos
Produção gráfica: Selo Editorial Egrégora
Impressão diretamente de arquivo em Word: Rettec Artes Gráficas e Editora Ltda.
A Editora não responde pelos conceitos emitidos pelo autor.

3ª. edição em papel: 2018

Pedidos deste livro podem ser feitos para:

DeRose Editora – Alameda Jaú, 2000 – CEP 01420-002, São Paulo, SP – Brasil

Ou para egregorabooks.com

Desejando adquiri-lo diretamente da editora, escreva para secretaria@derosemethod.org ou telefone para (00 55 11) 3081-9821 ou 99976-0516.

DADOS INTERNACIONAIS DE CATALOGAÇÃO NA PUBLICAÇÃO (CIP)
ELABORADO PELO AUTOR

DeRose, L.S.A., 1944 -
Chakras e kundaliní / DeRose. - São Paulo :
DeRose Editora, através do Selo Editorial Egrégora
2011
1. chakras 2. kundaliní 3. hinduísmo 4. Índia 5. DeRose 5. I. Título
CDD- 181.45

ISBN 85-213-1333-0

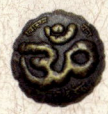

SUMÁRIO

Definições 8
Demonstração de que a palavra Yôga tem acento no seu original em alfabeto dêvanágarí: 9
Pronúncia do sânscrito 10
Introdução 11
Prefácio do Prof. Joris Marengo 13
A proposta dos livros da Universidade de Yôga 15
Chakras e kundaliní 19
O que são os chakras 19
chakras principais e secundários 20
prána, a energia vital 21
Os pontos da acupuntura 24
Quais são os chakras principais 25
Sentido em que os chakras devem girar 27
Qual dos dois sentidos é o melhor 28
Como saber qual é o sentido horário 31
Vários meios para desenvolver os chakras 32
A ótica hindu e a interpretação ocidental 33
Nádís, os meridianos de energia 36
Mantra pode matar 38
Siddhis, os poderes paranormais 41
Granthis, as válvulas de segurança 45
Onde estão os granthis 47
O nó górdio 48
O que é a kundaliní 50
O medo injustificado da kundaliní 52
Os vários métodos para despertar a kundaliní 54

A kundaliní é feminina. qual a importância disso?...58
Os perigos da kundaliní 60
Resumo do argumento a favor do despertamento da kundaliní 60
A evolução do símbolo da kundaliní 61
Um enigma para meditar 71
Antes de ler a solução do enigma 72
A solução do enigma 72
Fábula sobre a Síndrome de Caim 74
Uma experiência pessoal..76
Recomendações finais..80
Se quiser saber mais 81
Outros autores 81
Histórico e trajetória do Autor no Yôga 87
Um registro histórico do Yôga no Brasil..87

Ilustrações

Ilustração de um chakra em representação simbólica hindu e em versão esquemática	20
Ilustração das bifurcações das nádís e a formação dos redemoinhos	23
Sentido sinistrógiro (vamavártêna) e sentido dextrógiro (dakshinavártêna)	28
As raízes, os caules e as flores. As flores dos chakras, deslocadas.	34
As representações gráficas utilizadas pelos hindus para estudar a estrutura da kundaliní e seus sete chakras principais	36
O símbolo hindu yôní-linga como representação dos granthis, válvulas de proteção	45
A nádí sushumná representada com um granthi atuando como válvula de retenção, evitando o retrocesso da kundaliní	47
Ilustrações dos chakras múládhára, anáhata e ájña com a representação das válvulas de segurança	48
A fuga de energia pelo múládhára chakra, produz no astral a imagem de uma cauda	55
Representação da kundaliní entre os hindus	61
Representação da kundaliní entre os gregos	63
Representação da kundaliní entre os hebreus	64
Representação tridimensional da Árvore Sephirotal, em que se observam alguns chakras deslocados do centro	65
Representação da kundaliní entre os cristãos	69
Muitas fotos de solenidades oficiais e de outorgas de comendas, medalhas e condecorações	87

SUMÁRIO DO LEITOR

Este sumário é para ser utilizado pelo leitor, anotando as passagens que precisarão ser localizadas rapidamente para referências posteriores. O cérebro esquece 90% do que lê, 80% do que ouve, 70% do que vê. Portanto, vale a pena utilizar este sumário e reler o livro de tempos em tempos.

Assuntos que mais interessaram	Páginas

Ao ler, sublinhe os trechos mais importantes para recordar ou que suscitem dúvidas, a fim de localizá-los com facilidade numa releitura.

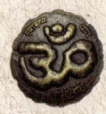

DEFINIÇÕES

Yôga[1] é qualquer metodologia estritamente prática que conduza ao samádhi.

Samádhi é o estado de hiperconsciência e autoconhecimento que só o Yôga proporciona.

SwáSthya Yôga é o nome da sistematização do Yôga Antigo.

As características principais do SwáSthya Yôga (ashtánga guna) são:

1. *sua prática extremamente completa, integrada por oito modalidades de técnicas;*
2. *a codificação das regras gerais;*
3. *resgate do conceito arcaico de sequências encadeadas sem repetição;*
4. *direcionamento a pessoas especiais, que se identificam com este Método;*
5. *valorização do sentimento gregário;*
6. *seriedade superlativa;*
7. *alegria sincera;*
8. *lealdade inquebrantável.*

---

1 O acento indica apenas onde está a sílaba longa, mas ocorre que, muitas vezes, a tônica está noutro lugar. Por exemplo: Pátañjali pronuncia-se "Pat*ân*jali"; e kundaliní pronuncia-se "*kún*-daliní". O efeito fonético aproxima-se mais de "*kún*-daliní" (jamais pronuncie "kundalíní"). Para sinalizar isso aos nossos leitores, vamos sublinhar a sílaba tônica de cada palavra. Se o leitor desejar esclarecimentos sobre os termos sânscritos, recomendamos que consulte o *Glossário*, do livro **Tratado de Yôga**. Sobre a pronúncia, ouça o áudio **Sânscrito - Treinamento de Pronúncia**, gravado na Índia. Para pronunciar corretamente, reporte-se ao link: derose.co/glossario-sanscrito. Para mais conhecimentos, o ideal é estudar os vídeos do **Curso Básico**.

Demonstração de que a palavra Yôga tem acento no seu original em alfabeto Dêvanágarí:

य	YA, curto.	
य + ा	YAA ∴ YÁ, longo. Também pode ser grafado "YÃ".	ा Este sinal é um a-ki-mátrá (acento do a).
य + ो	YOO ∴ YÔ, longo. Também pode ser grafado "YÕ".	ो Este sinal é um ô-ki-mátrá (acento do o).
योग	YÔGA. Portanto, a palavra em questão deve ser acentuada (YÔGA, ou YÕGA, conforme a convenção).	

* Embora grafemos didaticamente acima **YOO**, este artifício é utilizado apenas para o melhor entendimento do leitor leigo em sânscrito. Devemos esclarecer que o fonema *ô* é resultante da fusão do *a* com o *u* e, por isso, é sempre longo, pois contém duas letras. Contudo, se digitarmos **YOO** no programa de transliteração *I-Translator 2003* aparecerão os caracteres यो. Na convenção que adotamos, o acento agudo é aplicado sobre as letras longas quando ocorre crase ou fusão de letras iguais (*á, í, ú*). O acento circunflexo é aplicado quando ocorre crase ou fusão de letras diferentes (*a + i = ê; a + u = ô*), por exemplo, em *sa+íshwara=sêshwara* e *AUM*, que se pronuncia *ÔM* (em alfabeto fonético escreve-se ɔ̃). Daí grafarmos *Vêdánta*. O acento circunflexo não é usado para fechar a pronúncia do *ô* ou do *ê*, pois esses fonemas são sempre fechados. Não existe, portanto, a pronúncia "*véda*" nem "*yóga*".

O acento circunflexo na palavra Yôga é tão importante que mesmo em livros publicados em inglês e castelhano, línguas que não possuem o circunflexo, ele é usado para grafar este vocábulo.

- **Bibliografia para o idioma espanhol:**
  Léxico de Filosofía Hindú, de Kastberger, Editorial Kier, Buenos Aires.
- **Bibliografia para o idioma inglês:**
  Pátañjali Aphorisms of Yôga, de Srí Purôhit Swámi, Faber and Faber, Londres.
  Encyclopædia Britannica, no verbete *Sanskrit language and literature*, volume XIX, edição de 1954.
- **Bibliografia para o idioma português:**
  Poema do Senhor, de Vyasa, Editora Assírio e Alvim, Lisboa.

Se alguém declarar que a palavra Yôga não tem acento, peça-lhe para mostrar como se escreve o **ô-ki-mátrá** (ô-ki-mátrá é um termo hindi, utilizado atualmente na Índia, para sinalizar a sílaba forte). Depois, peça-lhe para indicar onde o **ô-ki-mátrá** (ो) aparece na palavra Yôga (योग). Ele aparece logo depois da letra *y* (य = *ya*), transformando-a em यो = *yô*, longa. Em seguida, pergunte-lhe o que significa o termo **ô-ki-mátrá**. O eventual debatedor, se conhecer bem o assunto, deverá responder que *ô* é a letra *o* e **mátrá** traduz-se como *acento, pausa ou intervalo* que indica uma vogal longa. Logo, **ô-ki-mátrá** traduz-se como "*acento do o*". Consulte o *Sanskrit-English Dictionary*, de Sir Monier-Williams, o mais conceituado dicionário de sânscrito, página 804. Então, mais uma vez, provado está que a palavra Yôga tem acento. A palavra SwáSthya (स्वास्थ्य), por outro lado, possui um **a-ki-mátrá** (ा) depois da letra *v* ou *w* (व = *va* ou *wa*), pois seu acento (वा = *vá* ou *wá*) está na letra *a*.

Pronúncia do Sânscrito

Em alguns momentos, vamos sublinhar a sílaba tônica dos termos sânscritos para facilitar a leitura correta. Noutras sentenças deixaremos sem o underline para que o leitor se habitue a observar a pronúncia correta mesmo quando não houver essa sinalização.

Para escutar a pronúncia correta dos termos sânscritos, em uma gravação feita na Índia, na voz de um professor hindu, abra o seguinte link de áudio:

derose.co/glossario-sanscrito

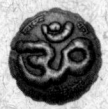

Introdução

Este livro pertence à coleção Curso Básico.

Alguns livros do Preceptor DeRose são obras de fôlego, com 600 a 1000 páginas. Por esse motivo, em atenção ao leitor interessado num tema específico, decidimos lançar uma coleção de livros menores, em que cada volume aborde um tema em particular, pertinente ao Curso de Formação de Instrutores, que o Sistematizador ministra desde a década de 1970 nas Universidades Federais, Estaduais e Católicas de vários estados do Brasil, bem como em Universidades da Europa. Isso nos permitirá editar livros mais acessíveis, que possibilitarão ao público travar contato com o Yôga Antigo mais facilmente.

Esta obra tratará de mais um tema que desperta muito interesse e que as pessoas, geralmente, interpretam de uma forma um tanto limitada, deixando que suas crenças ou sua cultura regional interfiram na visão mais clara do assunto. Como sempre, o Comendador DeRose abordará a matéria sob um prisma diferente, novo e mais abrangente.

Comissão Editorial

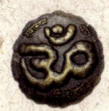

Prefácio do Prof. Joris Marengo

O fenômeno da hiperconsciência está inserido no contexto cultural indiano há milênios. Portanto, não há nada de implausível no fato de um praticante atingir a meta do Yôga. Já no Ocidente não é comum que a dinâmica do fenômeno seja compreendida.

Certamente, nos vários séculos de Civilização Ocidental é de se supor que algumas quantas pessoas tenham realizado o samádhi, seja por práticas, por predisposição genética ou por acidente. No entanto, sem o amparo de uma sociedade que compreendesse o evento, é provável que a maioria tenha sido torturada e morta na fogueira como herege ou coisa pior. E alguns, mais afortunados, simplesmente mantiveram o fenômeno em segredo como recurso para a sua autopreservação.

Outro fator de incompreensão por parte da opinião pública e mesmo dos estudiosos ocidentais é a virtual inexistência de yôgis nos países cristãos que efetivamente tenham alcançado tal estado expandido da consciência, denominado samádhi. Durante minha jornada como estudante e, depois, como professor de Yôga, frequentemente escutei o (pré)conceito de adeptos das diferentes correntes de Yôga/Yóga declarando que o samádhi era privilégio exclusivo de grandes Mestres e que não poderia haver nenhum no Ocidente! Era como se o virtuosismo no Jiu-Jitsu, ou no Ballet, ou no Violino só pudessem ser dominados por esta ou por aquela nacionalidade.

O Preceptor DeRose está aí com a sua obra de âmbito mundial para demonstrar que brasileiros, argentinos, portugueses, franceses, ingleses etc., são perfeitamente capazes de dominar com maestria as técnicas e as propostas do Yôga Ancestral. Este livro ensina muito mais sobre chakras e kundaliní do que os de outras procedências – e com mais clareza.

Florianópolis, 18 de fevereiro de 2007.

Prof. Joris Marengo
Presidente da Federação de Yôga de Santa Catarina

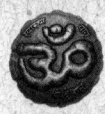

A proposta dos livros da Universidade de Yôga

A proposta desta coleção é proporcionar aos estudiosos o resultado de uma pesquisa desenvolvida durante mais de 50 anos, sendo 25 anos de viagens à Índia. É o resgate da imagem de um Yôga Ancestral que, fora da nossa linhagem, já não se encontra em parte alguma.

Muito se escreveu e escreve-se sobre o Yôga Moderno, mas quase nada há escrito sobre o Yôga Antigo, que é muito mais fascinante. O Yôga Pré-Clássico é uma peça viva de arqueologia cultural, considerada extinta na própria Índia, seu país de origem há mais de 5000 anos. O que é raro é mais valioso, no entanto, independentemente desse valor como raridade, o Yôga Pré-Clássico é extremamente completo e diferente de tudo o que você possa estereotipar com o *cliché "ióga"*. Além disso, ao estudar essa modalidade, temos ainda a satisfação incontida de estar dedicando-nos ao Yôga original, logo, o mais autêntico de todos. Não obstante, como estudar o Yôga mais antigo se não há quase nenhuma bibliografia disponível?

No início não existia a escrita e o conhecimento era passado por transmissão oral. Depois, na fase do Yôga Clássico, por volta do século III a.C., não existia a imprensa, os livros tinham de ser escritos a mão e reproduzidos um a um pelos copistas, o que tornava o produto literário muito caro e as edições bem restritas. Por essa época havia uma quantidade irrisória de obras e uma tiragem de sucesso teria algo como uma centena de exemplares. Dessa forma, foi relativamente fácil perderem-se obras inteiras, por incêndios, terremotos, enchentes, guerras ou, simplesmente, por perseguições ideológicas. Não nos restou quase nada.

Por outro lado, do Yôga Moderno praticamente tudo foi preservado. Primeiro, devido ao menor decurso de tempo que transcorreu entre a época da publicação e o momento presente. Depois, com o barateamento dos livros, graças ao advento da tipografia, muito mais obras foram escritas e suas tiragens alcançaram a cifra dos milhares de cópias. Assim, sempre haveria uns quantos exemplares em outro local quando ocorressem os incêndios, os terremotos, as enchentes, as guerras ou as perseguições.

O resultado disso é que hoje quase todos os livros, escolas e instrutores de Yôga são de linha Medieval[2] ou fortemente influenciados por ela. O Yôga Contemporâneo ainda não teve tempo suficiente para uma produção editorial relevante. Pior: à maior parte está contaminada pelos paradigmas da fase anterior e confunde-se com o Medieval, até pelos próprios jargões utilizados e pela distorção do significado dos termos técnicos aplicados.

Assim sendo, sem dispor de vias já trilhadas de acesso ao Yôga mais antigo, para chegar aonde cheguei, foi necessário ir revolvendo, polegada por polegada, o entulho dos séculos. Primeiramente analisei o Yôga Contemporâneo. Depois, voltando para o passado mais próximo, esquadrinhei a vertente do período anterior, o Yôga Medieval. Passados uns bons 15 anos de estudos, tendo esgotado a literatura disponível, estava na hora de viajar à Índia para pesquisar *in loco*. Em Bombaim (hoje, Mumbai), enfurnei-me no Yôga Clássico; e nos Himálayas em tradições, talvez, mais antigas. Um belo dia, descortinei uma modalidade que ficara perdida durante séculos: o Yôga Pré-Clássico. Mais 20 anos se passaram, durante os quais, indo e vindo da Índia, tratei de aprofundar minha pesquisa nos Shástras, na meditação e nos debates com swámis e saddhus de várias Escolas. O resultado foi impactante e pode mudar a História do Yôga.

É esse resultado que vou expor no texto desta coleção de trinta títulos publicados sob a chancela da Universidade de Yôga. Dentre eles, mais de dez livros de minha autoria encontram-se disponíveis para *download*

---

2 Numa história de 5000 anos, Medieval é considerado Moderno. Estude o quadro da Cronologia Histórica, que é explicado em detalhe no livro **Origens do Yôga**.

gratuito no *website* **www.uni-yoga.org**. Eles podem ser acessados sem custo porque o meu trabalho é cultural e não comercial.

Desejo uma boa leitura para você.

Coleção Uni-Yôga

1. **DeRose**, *Tratado de Yôga*, Selo Editorial Egrégora.
2. **DeRose**, *Quando é Preciso Ser Forte*, Selo Editorial Egrégora.
3. **DeRose**, *Tudo o que você nunca quis saber sobre Yôga*, Uni-Yôga.
4. **DeRose**, *Programa do Curso Básico*, Selo Editorial Egrégora.
5. **DeRose**, *Método de Boas Maneiras*, Selo Editorial Egrégora.
6. **DeRose**, *Eu me lembro...*, Selo Editorial Egrégora.
7. **DeRose**, *Encontro com o Mestre*, Uni-Yôga.
8. **DeRose**, *Sútras – máximas de lucidez e êxtase*, Nobel.
9. **DeRose**, *Método de Boa Alimentação*, Selo Editorial Egrégora..
10. **DeRose**, *Origens do Yôga Antigo*, Nobel.
11. **DeRose**, *Método para um Bom Relacionamento Afetivo*, Selo Editorial Egrégora.
12. **DeRose**, *Yôga Sútra de Pátañjali*, Uni-Yôga.
13. **DeRose**, *Mensagens*, Selo Editorial Egrégora.
14. **DeRose**, *Karma e dharma – transforme a sua vida*, Selo Editorial Egrégora.
15. **DeRose**, *Chakras e kundaliní*, Selo Editorial Egrégora.
16. **DeRose**, *Meditação*, Uni-Yôga.
17. **DeRose**, *Corpos do Homem e Planos do Universo*, Selo Editorial Egrégora.
18. **De Bona, Rodrigo**, *A parábola do croissant*, edição do autor.
19. **Silva, Lucila**, *Léxico de Yôga Antigo*, edição da autora.
20. **Flores, Melina**, *Inteligência Corporal*, edição da autora.
21. **Marengo, Joris**, *50 Aulas práticas de SwáSthya Yôga*, edição do autor.
22. **Castro, Rosângela**, *Gourmet vegetariano*, edição da autora.
23. **Castro, Rosângela**, *Respiração Total*, edição da autora.
24. **Caramella, Edgardo**, *La dieta del Yôga*, Editorial Kier, Buenos Aires.
25. **Barcesat, Yael**, *Complementación pedagogica*, edição da autora.
26. **Gagliardini, Lucía**, *Lenguage Gestual*, edição da autora.
27. **Mea, Carlo**, *Mentalização*, edição do autor.

Se desejar uma bibliografia com muitos outros autores e sobre diversos outros ramos de Yôga, consulte o capítulo *Bibliografia* do livro ***Tratado de Yôga***.

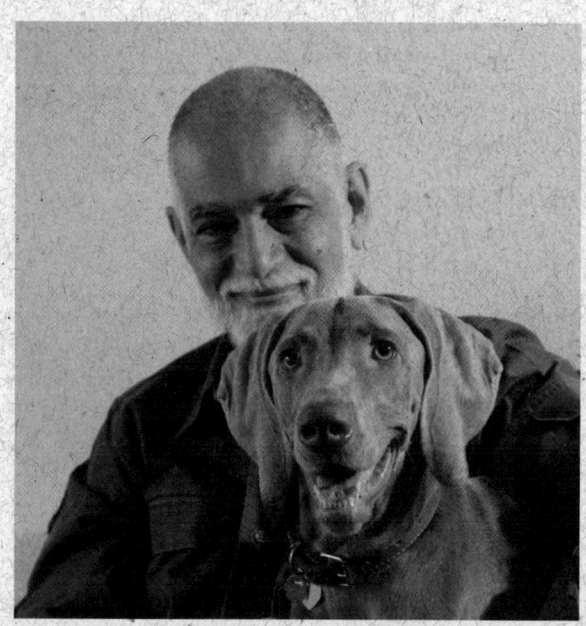

DeRose com a Jaya,
uma enorme "Canis sapiens" vegetariana.

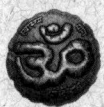

CHAKRAS E KUNDALINÍ

O ocidental tem um interesse muito grande pelo tema chakras e kundaliní. No entanto, as informações erradas por falta de fontes sérias de estudo e as versões fantasiosas, por questões de mero devaneio, são as mais popularizadas. Então, esqueça tudo o que você leu a respeito. Vamos começar de novo.

O QUE SÃO OS CHAKRAS

Chakra[3] significa roda ou círculo. Chakras são centros de captação, armazenamento e distribuição do prána, a energia vital. Chamam-se de rodas ou círculos por ser vórtices de energia – e, como tal, circulares – localizados nas confluências e bifurcações das nádís, ou meridianos. Os chakras são redemoinhos, como os que se formam nos rios. Talvez não por coincidência, nádí signifique rio, corrente ou torrente. Os chakras também podem ser chamados poeticamente de padmas, ou lótus. Geralmente, essa segunda denominação é utilizada também para evitar a excessiva repetição da palavra chakra.

---

3 Jamais pronuncie "*shakra*", pois isso denuncia os leigos no assunto. A pronúncia correta é "**tchakra**". Consulte o áudio **Sânscrito – Treinamento de Pronúncia**, gravado na Índia.

derose.co/glossario-sanscrito

CHAKRAS PRINCIPAIS E SECUNDÁRIOS

Os chakras principais são representados, esquematicamente, por desenhos de lótus vistos de cima, com um número variável de pétalas abertas. Essas pétalas são representações simbólicas do número de nádís primárias que partem de cada respectivo chakra para distribuir sua energia por outros chakras e por todo o corpo[4].

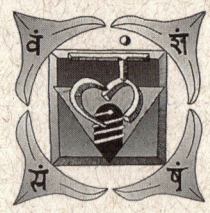 

Ilustração de um chakra em representação simbólica hindu e em versão esquemática.

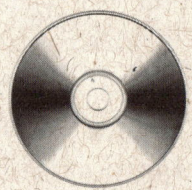

No entanto, se observarmos um *compact disc* com suas refrações luminosas, teremos uma imagem muito mais próxima da aparência que o chakra teria se pudesse ser registrado pela retina humana.

---

4 As representações medievais dos chakras são carregadas com uma quantidade de símbolos, incluindo animais sagrados, representações iconográficas de divindades hindus e outros elementos totalmente desnecessários ao praticante de Yôga. Optamos por utilizar neste livro as ilustrações de chakras mais bem feitas, mais corretas e as mais bonitas que encontramos na literatura mundial sobre o tema. Os desenhos desses chakras foram impressos na forma de quadros e são fornecidos aos interessados pela escola DeRose Method Higienópolis, São Paulo.

Os chakras básicos dão origem a todos os demais chakras, denominados secundários, através da rede de vascularização pránica, que são as nádís, ou canais. De cada chakra principal, partem algumas correntes (nádís) para distribuir o prána pelos chakras secundários. Há um número indeterminado de chakras secundários no corpo humano. Só nas palmas das mãos temos cerca de 35 em cada. Assim, quando procedemos aos mantras, marcando o ritmo com palmas, estamos estimulando nada menos que 70 pequenos chakras através do atrito. O atrito gera energia térmica e eletricidade estática, manifestações de prána.

PRÁNA, A ENERGIA VITAL

Prána é o nome genérico que se dá a qualquer forma de energia manifestada biologicamente. Logo, calor e eletricidade são formas de prána, desde que manifestadas por um ser vivo. Após os mantras e as palmas que os acompanham ocorre uma intensa irradiação de prána pelas palmas das mãos e podemos aplicá-las sobre um chakra que queiramos desenvolver, sobre uma articulação que desejemos melhorar ou sobre um órgão que precise de algum reforço de vitalidade ou regeneração.

Prána, no sentido genérico, é uma síntese de energia de origem solar e que encontra-se em toda parte: no ar, na água, nos alimentos, nos organismos vivos. Assim, nossas fontes de reabastecimento pránico são o Sol, o ar que respiramos, o ar livre tocando nosso corpo, a água que bebemos, os alimentos que ingerimos. Podemos aumentar ou reduzir a quantidade de prána dos alimentos. O cozimento, por exemplo, reduz o prána⁵. Já a pranificação trocando a água várias vezes de um copo para o outro pode enriquecê-la de energia vital.

O prána pode ser visto e fotografado. Para vê-lo a olho nu, basta dirigir o olhar para o céu azul num dia de sol. Divise o infinito azul do céu. Pouco a pouco, começará a perceber miríades de pontos luminosos, extremamente dinâmicos, que realizam trajetórias curvas e sinuosas, com grande velocidade e brilho. Não confunda isso com fenômenos óticos, os quais também ocorrem, mas não guardam semelhança alguma com a percepção do prána. Quanto a fotografá-lo, a kirliangrafia[6] já vem sendo estudada desde o século passado e conta com um acervo bastante eloquente.

Prána (genérico) divide-se em cinco pránas específicos:

        prána – localizado no peito
        apána – localizado no ânus
        samána – localizado na região gástrica
        udána – localizado na garganta
        vyána – localizado no corpo todo

---

[5] Consulte o livro **Método de Boa Alimentação,** deste autor.

[6] Desde 1990, a Kirliangrafia é utilizada na Embraer para identificar fadiga do metal bem como rupturas, fraturas ou ainda bolhas dentro do metal. No Brasil, centenas de clínicas, institutos e hospitais se utilizam da foto Kirlian para acompanhar o estado de saúde de seus pacientes. Corroborando tal fato já existe o Diagnóstico Oncológico Kirliangráfico embasado no trabalho dos Drs. Júlio Grott e Hélio Grott Filho do Hospital das Forças Armadas de Curitiba. Esse trabalho foi publicado na edição Técnico-Científica nº 4 de Out/Dez-87 pelo Hospital das Forças Armadas de Brasília, sendo este o 1º. Órgão Oficial a publicar referida matéria na América do Sul. (Centro de Fotografias Kirlian-CFK-Brasília-DF). Fonte: https://pt.wikipedia.org/wiki/Fotografia_Kirlian, de 25 de outubro de 2015.

Os mais importantes são prána e apána, pelo fato de terem polaridades opostas. Prána é positivo e apána é negativo. Dessa forma, quando conseguimos fazer com que se encontrem, (por exemplo, levantando apána por meio do múla bandha) os dois pólos opostos resultam numa faísca que é o início do despertamento da kundaliní[7].

Além dos pránas, há também o conhecimento dos sub-pránas que exercem funções muito particulares, tais como o piscar dos olhos, o bocejo e outros. Esses sub-pránas denominam-se krikára, kúrma etc.

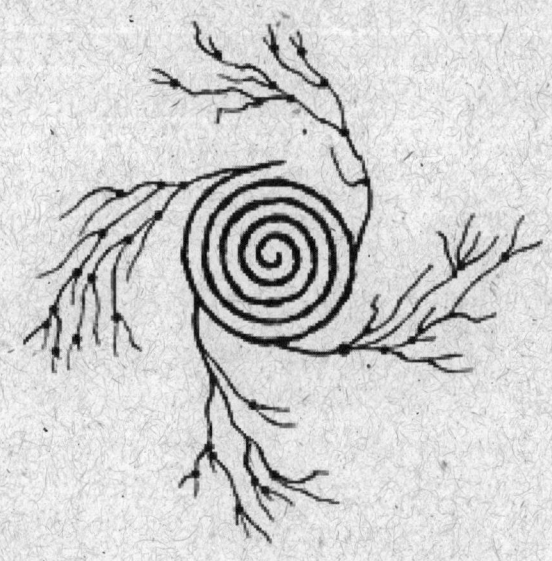

Ilustração das bifurcações das nádís e a formação dos redemoinhos que são pequenos chakras secundários os quais regulam a energia que será distribuída para os órgãos, plexos e glândulas. Esses chakras secundários são chamados de "pontos" pela acupuntura, pelo shiatsu e pelo do-in.

---

7 Sobre a importância de respeitar o gênero feminino do termo kundaliní, daremos mais elementos no capítulo *A kundaliní é feminina*, no final deste livro.

Podemos influenciar a quantidade de prána que flui pelos respectivos canais, atuando sobre os chakras principais e sobre os secundários. Os principais, na verdade, controlam toda a malha de chakras secundários, regulando-os. No entanto, podemos proceder a uma sintonia fina, estimulando ou sedando os chakras secundários, que são mais ligados às funções dos órgãos físicos. Nisto, a acupuntura, o shiatsu, a mosha e o do-in são muito eficientes.

Os pontos da acupuntura

Os pontos da acupuntura, shiatsu e mosha são chakras secundários, que têm relação direta com o funcionamento dos órgãos. Essas técnicas são muito eficazes para influenciar os estados de saúde. Embora sejam muito boas, recomendamos aos praticantes de Yôga que só recorram a elas quando isso for realmente necessário e não por mero folclore, como costuma ocorrer bem amiúde.

No ambiente de Yôga as pessoas trocam muitas informações entre si e gostam de experimentar coisas novas, o que, nesse caso, não pode ser considerado de maneira alguma como uma qualidade. Inúmeras pessoas vão ao acupunturista ou a outro terapeuta só por festa, "apenas para conhecer". Ora, você não faria uma cirurgia apenas para conhecer. Está bem que a acupuntura pareça menos invasiva, mas ela é eficiente e pode alterar bastante o funcionamento dos nossos sistemas e aparelhos. Logo, não se trata de uma prática inócua. Se bem aplicada será útil. Tratada com leviandade pode gerar problemas. Isso é uma norma geral para todas as pessoas, quer pratiquem Yôga, quer não o pratiquem.

Aos praticantes de Yôga há mais um cuidado. No Yôga, o instrutor trabalha seus chakras principais para produzir os efeitos que ele deseja em prol do seu adiantamento, relativamente às propostas desta filosofia. Contudo, se o aluno faz aplicações de acupuntura, shiastu, mosha ou do-in, estará alterando o funcionamento dos chakras menores, ou "pontos". Conhecemos mesclantes que fazem uma prática de Yôga e, imediatamente antes ou depois, aplicam uma sessão de do-in! Com isso estão desregulando o sistema e comprometendo os efeitos do Yôga. Queremos declarar com isso que não se deve aplicar do-in, acupuntura, shiatsu ou mosha? De forma alguma. São recursos muito bons. Apenas devem ser evitados durante o período em que você está seguindo um programa regular de Yôga. Se ficar enfermo e precisar realmente de um atendimento terapêutico com uma dessas disciplinas, sugerimos que pare temporariamente as práticas de Yôga a fim de não misturar os efeitos de um com os do outro e acabar criando, com isso, uma "interação *medicamentosa*" de consequências imprevisíveis.

QUAIS SÃO OS CHAKRAS PRINCIPAIS

O Yôga trabalha todos os chakras, mas confere mais atenção aos principais, que se encontram ao longo do eixo vertebral. Estes têm a ver não apenas com a saúde – pois distribuem a energia para os demais centros – como ainda são responsáveis pelo fenômeno de eclosão da kundaliní e sua constelação de poderes. Há um chakra para cada segmento, a saber:

QUADRO DA CORRESPONDÊNCIA DA REGIÃO DE CADA CHAKRA

REGIÃO	CHAKRA
coccígea	múládhára
sacra	swádhisthána
lombar	manipura
dorsal	anáhata
cervical	vishuddha
craniana/frontal	ájñá
craniana/coronária	sahásrara

Mesmo ao longo da coluna vertebral, há outros chakras além destes mais importantes. São chakras secundários, embora no mesmo eixo.

O ocidental sempre quer saber o porquê das coisas, o número exato de chakras e de pétalas de cada um, a cor de cada chakra, os poderes paranormais que estão relacionados com cada um deles, quantas nádís temos no corpo, etc. Isso é uma perda de tempo, uma mera curiosidade que não leva a nada, até porque muitos desses dados variam de uma pessoa para outra e variam até num mesmo indivíduo conforme a época. O que você precisa é praticar. Somente a prática vai produzir um efeito concreto de desenvolvimento dos chakras[8]. Não obstante, algum conhecimento é sempre necessário, como cultura geral. O que devemos evitar é fascinar-nos com a teoria e menosprezar a prática.

---

8 Para quem deseja começar uma prática bem orientada, completa e balanceada, recomendamos o áudio **Prática Básica**, que ensina pormenorizadamente uma quantidade de técnicas do SwáSthya, as quais podem ser acompanhadas mesmo por um iniciante.

SENTIDO EM QUE OS CHAKRAS DEVEM GIRAR

Os chakras podem girar para a direita (movimento dextrógiro ou horário, denominado dakshinavártêna); ou para a esquerda (movimento sinistrógiro ou anti-horário, denominado vamavártêna).

SENTIDO			FORÇA	EFEITO
horário	dextrógiro	dakshinavártêna	centrífuga	irradiação
anti-horário	sinistrógiro	vamavártêna	centrípeta	captação

Seja para a direita ou para a esquerda, todos os chakras devem girar num mesmo sentido, caso contrário o sistema entra em desequilíbrio neurológico, endócrino e psíquico, abrindo as portas a enfermidades dificilmente diagnosticáveis pela medicina. Há pessoas mal informadas divulgando que cada chakra deve girar num sentido diferente. Não devem ser ouvidas. São leigos. Um bom exemplo são as rodas de um automóvel. Se cada roda girar numa direção, ele não vai a parte alguma, mas, seguramente, vai se danificar o veículo – no caso do ser humano, seu veículo corporal. No entanto, há bastante gente com essa síndrome, causada pela mescla de diferentes filosofias, religiões, sistemas, linhas, Mestres etc. Por esse motivo surgiu uma nova profissão: o alinhador de chakras!

Quando o movimento dos chakras é intensificado produz fenômenos, já que há mais energia envolvida. Tanto faz se o sentido é dakshinavártêna ou vamavártêna.

O movimento natural é o dextrógiro, com o qual todos nascemos, exceto nos casos em que, por questões genéticas, alguns indivíduos podem ter de nascença os chakras girando para a esquerda.

As pessoas que nascem com o movimento dos chakras para a direita, ao longo da vida podem inverter o sentido dos lótus, fazendo-os girar para a esquerda ao dedicar-se a determinadas práticas espirituais, tais como as de mediunidade; ou, também, podem corrigir o sentido, fazendo-o voltar ao dextrógiro com a prática de um Yôga legítimo.

Qual dos dois sentidos é o melhor

Depende do que se deseja. Em princípio, nenhum dos dois é superior ao outro. No Yôga, o ideal, aliás, o único possível, é o sentido horário. Caso se pratique desenvolvimento mediúnico, o sentido é anti-horário.

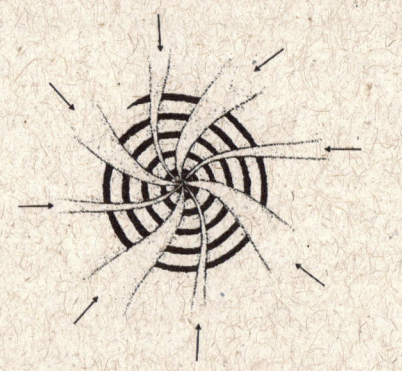
Sentido sinistrógiro (vamavártêna)

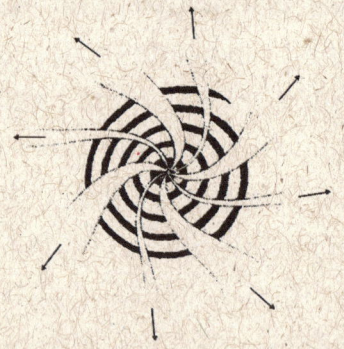
Sentido dextrógiro (dakshinavártêna)

O sentido sinistrógiro dos chakras gera força centrípeta, portanto, de captação. Assim, favorece a mediunidade, a psicografia, a incorporação etc. A razão é simples. Na mediunidade convém ser uma antena captadora de sinais. Não vamos discutir aqui se esses sinais são espíritos, estímulos do inconsciente ou ondas "hertzianas" emitidas por outrem. Seja lá o que for, isso não tem nada a ver com o Yôga.

O sentido dextrógiro dos chakras gera força centrífuga, portanto de irradiação. Dessa forma, favorece os fenômenos de paranormalidade que têm mais afinidade com o Yôga. No Yôga, tornamo-nos um pólo irradiador de energia, refratário a fenômenos mediúnicos. Praticando Yôga, jamais seremos permeados, penetrados ou vulnerabilizados por meio algum. Isso nos preserva blindados contra qualquer tipo de comprimento de onda adverso, seja ele emitido pela natureza (forças radiestésicas) ou por outras pessoas (inveja, mentalizações, maldições, magia, vudu, macumba etc.).

É muito importante que isso fique compreendido para que o praticante de Yôga não se sinta inferiorizado exatamente pela qualidade que lhe proporciona proteção. Os espiritualistas são muito sensíveis, às vezes em excesso, e comentam que estão sentindo, vendo ou ouvindo isto e aquilo. Ora, o yôgin não sofre desse tipo de sensibilidade hiperestésica. A sensibilidade do adepto do Yôga manifesta-se de forma diferente. No entanto, se ele for desavisado, é capaz de pensar que o outro está mais desenvolvido, o que não é verdade. Pode estar é mais desequilibrado ao ficar, em qualquer circunstância, captando vibrações à revelia, que não lhe serão úteis, até muito pelo contrário. Vamos exemplificar.

Imagine que você tem um amigo espiritualista, cujos chakras manifestem movimento anti-horário. Vocês dois vão a uma casa noturna, um bar ou uma danceteria, para buscar alguém. Ao sair, aquele seu amigo declara: "Não posso ir a lugares com esse tipo de vibração... Estou passando mal. Não sentiu?"

Você que pratica Yôga não sentiu nada, pois tem os chakras girando para a direita e, portanto, está protegido. Coisa ruim você não capta. Aí, pode achar que o outro é o mais evoluído, contudo ocorre justamente o contrário.

Vejamos mais um exemplo. Você e seu amigo vão visitar alguém em cuja residência há uma senhora idosa e enferma. Quando vocês saem, ele comenta: "Não gosto de ir a locais que têm pessoas doentes. Eu sou muito sensível e pego a vibração de sofrimento do local. Preciso ir para casa tomar um banho de descarga, com sal grosso e arruda. Você não está sentindo nada?" Se já leu este livro ou fez o curso em vídeo[9], você não se deixará influenciar pela sugestão nas entrelinhas de que seja menos evoluído que o seu amigo.

Você lhe dirá, com a maior naturalidade: "Que nada. Eu pratico SwáSthya[10], tenho muita energia, saúde para dar e vender. Fiquei lá conversando com a velhinha e ela me contou

---

9 **Chakras e kundaliní** faz parte de uma coleção dezenas de cursos gravados em vídeo que podem ser adquiridos pelo site egregorabooks. Recomendamos que os estudantes reúnam os amigos para dividir custos e compartilhar as aulas. Chamamos a isso Grupo de Estudos. Para conhecer o conteúdo dos vídeos consulte o livro **Programa do Curso Básico**. Nesse livro há também instruções sobre como conduzir um Grupo de Estudos. Se quiser acessar gratuitamente na internet algumas dezenas de vídeos, basta entrar na Fan Page – https://www.facebook.com/professorderose.

10 Swá significa *seu próprio*. Também embute o sentido de *bem* ou *bom*. Sthya transmite a idéia de estabilidade ("sthira sukham ásanam"). Por isso um dos significados de SwáSthya é auto-suficiência (self-dependence), ou seja, dependência de *si próprio, estabilidade em si mesmo*; outro significado de SwáSthya é bem-estar (sound state).

casos maravilhosos da juventude. Diverti-me muito com ela e ela comigo."

Porém, enquanto vocês dois se retiram, os parentes da senhora enferma comentam: "Já perceberam que quando vem aqui aquele moço que faz Yôga a vovó até melhora?". Você não nota, mas, por onde anda, vai irradiando força, poder e energia; vai espargindo saúde, vitalidade, bem-estar e felicidade a todos com quantos trava contato. Esse é o efeito dos chakras girando em sentido dakshinavártêna.

COMO SABER QUAL É O SENTIDO HORÁRIO

Parece simples. Sentido horário (dakshinavártêna) é o sentido dos ponteiros do relógio. Até aqui, todo o mundo entendeu. O problema é que algumas pessoas interpretam que esse movimento deve ser mentalizado, tomando-se como ponto de observação o lado de dentro do corpo, mas não é assim. O movimento dos chakras é observado por quem nos olha, da mesma forma como observamos o relógio pelo mostrador e não pelo fundo.

Em sala de aula, quando peço que os alunos me mostrem, com um movimento giratório do polegar sobre o ájñá chakra, para que lado devem estimular o movimento desse padma, invariavelmente uma parte da turma faz o movimento inverso! Esse engano é tão comum que, neste ponto, você deve interromper a leitura, buscar um relógio analógico que tenha ponteiro de segundos, colocá-lo diante do intercílio e olhar no espelho. O sentido em que estiver girando esse ponteiro é a direção para a qual você deverá estimular os centros de força, mediante os métodos 4 e 8 que serão mencionados no subtítulo a seguir.

VÁRIOS MEIOS PARA DESENVOLVER OS CHAKRAS

Os chakras podem ser estimulados por vários recursos externos ou por um meio interno. Os ocidentais preferem os artifícios externos. A tradição milenar hindu aprecia a forma interna.

As formas externas ou artificiais são:

1. percussão;
2. fricção;
3. massageamento;
4. estimulação magnética[11];
5. calor;
6. mantra;
7. concentração;
8. mentalização.

Observe que mesmo a mentalização é considerada como um recurso externo ou artificial.

---

[11] No caso citado neste capítulo, o passe magnético consiste em apontar o polegar para o chakra e girá-lo no sentido desejado, estimulando, dessa forma, o vórtice do chakra.

O meio interno é apenas um: despertar a energia ígnea da kundaliní. Ela atua como ligar a ignição de um motor, o qual coloca em movimento as rodas do veículo.

No SwáSthya, admitimos utilizar as formas externas, desde que também esteja sendo realizado um trabalho em profundidade que é o despertamento progressivo da energia interna chamada kundaliní.

Fora os recursos voluntários acima mencionados, a estimulação de chakras também pode ocorrer por acidente ou por programação genética numa determinada época da vida. Assim, o possuidor de paranormalidades não é forçosamente mais espiritualizado do que os demais. Pode até ser menos evoluído interiormente, mas ter desenvolvido os fenômenos por meio de treinamento de técnicas, ocorrência de acidente ou programação de DNA.

A ÓTICA HINDU E A INTERPRETAÇÃO OCIDENTAL

A estrutura dos chakras divide-se em três partes:

a) **a raiz** ou ponto de inserção no eixo central (nádí sushumná);

b) **o caule** que leva a energia da kundaliní até o respectivo chakra;

c) **e as flores** (lótus), que estão situadas acima da superfície da pele.

Estas últimas são as únicas que os livros mais populares divulgam como sendo "os chakras"!

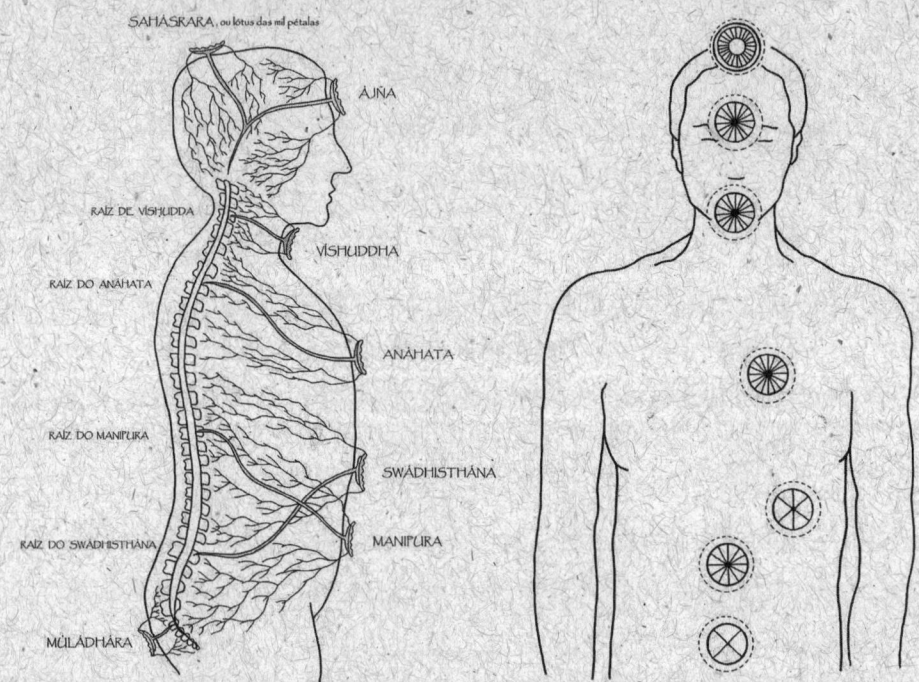

As raízes, os caules e as flores.   As flores dos chakras, deslocadas.

Nota sobre as ilustrações acima
O nosso leitor deve perceber as seguintes distinções entre a ilustração que adotamos e outras porventura semelhantes, mas não iguais: na nossa, o múládhára chakra é voltado para trás, porque essa é a sua posição real; também não representamos os nervos que partem da medula como em desenhos de outros autores e sim mostramos as nádís que partem da flor dos chakras e vão se multifurcando para vascularizar todo o organismo. Observe que na frente as flores dos chakras manipúra e swádhistána ficam em posições trocadas.

Pelo fato de gostarem de desenvolver chakras, mas não desejarem mexer com a kundaliní, os ocidentais[12] costumam

---

12 Por ocidentais designo aqui a cultura judaico-cristã, pois, embora tenha se originado no Oriente Médio, floresceu na Europa e Américas.

representar ilustrativamente os chakras deslocados, mais para a direita ou para a esquerda, mais para cima ou para baixo, conforme a localização das "flores", a porção exterior. Constituem representações apenas dos vórtices dos chakras, cujo desenvolvimento pode originar fenômenos paranormais, mas não produzem evolução interior.

Seria o equivalente a comprar um carro, colocá-lo sobre cavaletes e girar as rodas, uma por uma, com as mãos. As rodas estariam girando, contudo, isso não serviria de nada, pois não podemos utilizar esse veículo se não ligarmos a ignição do motor. Uma estimulação de chakras sem a ignição da kundaliní, aplicando apenas recursos externos ou artificiais, seria comparável ao malabarismo de circo que consiste em colocar sete pratos girando na extremidade de varetas e ficar correndo de um para o outro a fim de mantê-los em movimento. Isso ocorre porque os ocidentais têm medo da kundaliní e preferem trabalhar os chakras, mas não mexer com o poder interno.

As representações gráficas utilizadas pelos hindus para estudar a estrutura da kundaliní e seus sete chakras principais geralmente consistem em dispô-los em linha reta sobre a nádí sushumná, porque aos Mestres indianos interessa mais o trabalho de ativação dos chakras em profundidade, mediante o despertamento da serpente ígnea para a evolução interior, ou seja, ligando a ignição do motor, a partir do que todas as rodas vão girar.[13]

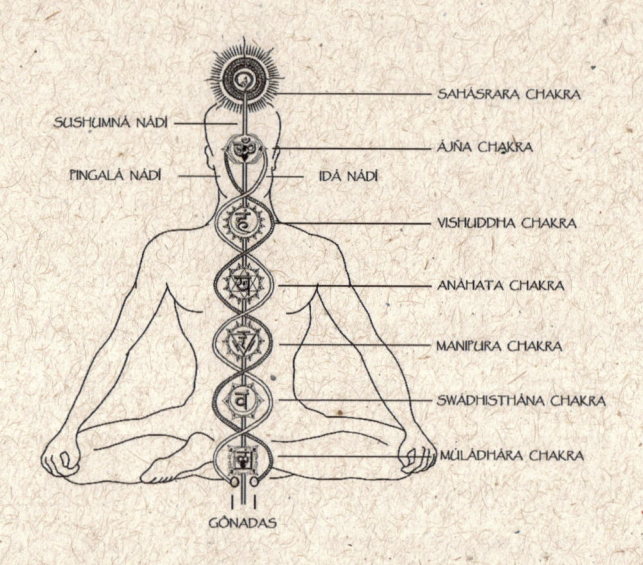

As representações gráficas utilizadas pelos hindus para estudar a estrutura da kundaliní e seus sete chakras principais geralmente consistem em dispô-los em linha reta sobre a nádí sushumná

NÁDÍS, OS MERIDIANOS DE ENERGIA

Nádís são os meridianos ou canais de energia vital que vascularizam todo o nosso corpo. Nádí é o feminino de náda, que significa som. Nádí significa rio, corrente ou torrente. Realmente, sua associação com a palavra náda é muito ilustrativa, pois as nádís, pela passagem da energia vital, produzem uma

---

13 **Chakras, kundaliní e poderes paranormais** faz parte de uma coleção de centenas de cursos gravados em vídeo. Recomendamos que os estudantes reúnam os amigos para estudar juntos. Chamamos a isso Grupo de Estudos. Para conhecer o conteúdo dos vídeos consulte o livro **Programa do Curso Básico** (http://derose.co/programadocursobasico). Nesse livro há também instruções sobre como conduzir um Grupo de Estudos. Se quiser acessar gratuitamente na internet um resumo dessas aulas, basta entrar no *site* **www.DeRoseMethod.org**.

vibração que é captada como som pelo aparelho auditivo bem treinado.

A tradição menciona 72.000 nádís, mas é claro que esse número é simbólico. Cada pessoa possui um número diferente de veias, artérias, arteríolas e capilares. Da mesma forma, cada qual tem um número diferente de nádís, uma vez que esse número é alterado de acordo com as circunstâncias, da mesma forma como ocorre no sistema circulatório.

As principais nádís são idá, píngalá e sushumná, sendo esta última a mais importante de todas, pois é por ela que a energia da kundaliní deverá ascender.

Sushumná é uma nádí do plano físico energético[14]. Ela possui uma contraparte astral denominada vajriní e outra mental chamada chittriní.

Cada nádí tem um calibre diferente e, como tal, produz uma vibração distinta, assim como um diapasão de sopro sob constante passagem do ar. Isso é captado pelo ouvido interno e interpretado como som, um som diferente para cada nádí ou pétala dos chakras. Esse som é representado por uma letra do alfabeto dêvanágarí[15]. Ele é denominado bíja mantra da pétala. A fusão de todos esses bíja mantras das pétalas de cada chakra resulta no som do chakra ou seu bíja mantra, isto é, o

---

14 Para uma melhor compreensão dos planos do universo e dos veículos de manifestação dessas dimensões no ser humano, reporte-se ao livro **Corpos do Homem e Planos do Universo**, deste autor.

15 Dêvanágarí é a escrita utilizada para se grafar o idioma sânscrito, língua antiga da Índia.

som-semente do respectivo ch<u>a</u>kra. Por meio da emissão desse som pelo aparelho fonador, podemos estimular os ch<u>a</u>kras por ressonância. E eles respondem muito bem.

Alguns praticantes parecem não acreditar que estejamos falando de temas técnicos, cujos efeitos são bem concretos, e tendem a inobservar esta ou aquela recomendação. Contudo, mesmo o m<u>a</u>ntra pode ter consequências destrutivas se for praticado sem responsabilidade.

MANTRA PODE MATAR

M<u>a</u>ntra não é inócuo, é vibração que produz efeitos bastante reais. Portanto, atente aos bíja m<u>a</u>ntras dos ch<u>a</u>kras e não os altere[16].

QUADRO COM O BÍJA MANTRA DE CADA CHAKRA

BÍJA	CH<u>A</u>KRA
LAM (lã)	múládh<u>á</u>ra
VAM (vã)	swádhisth<u>á</u>na
RAM (rã)	manip<u>u</u>ra
YAM (yã)	an<u>á</u>hata
HAM (hã)	vish<u>u</u>ddha
ÔM (õ)	<u>á</u>jñá
	sahásr<u>a</u>ra

---

16 Instruções sobre a pronúncia não podem ser transmitidas por escrito. Conforme a cidade ou o país do leitor, ele pronunciará de forma diferente. Por exemplo, **ram** será pronunciado por um carioca com *r* francês e por um paulista ou gaúcho com *r* italiano. Um falante de inglês pronunciará *wran*. Um lusitano pronunciará o bíja **ham** como *am*. O bíja **yam** será pronunciado por um brasileiro como *i-am* e por um argentino como *sham*. Qual será o correto? Obviamente, nenhum deles.

Mesmo não os alterando, é fundamental que você os aprenda de um Mestre verdadeiro, pois aqueles que aprenderam por leituras, assim como os que receberam-nos de quem não tinha Iniciação, inevitavelmente pronunciam errado. Vocalizar mantra errado é a pior coisa que o estudante pode fazer.

Vamos exemplificar com um caso verídico e relativamente recente, que envolve uma pessoa bastante conhecida nos círculos de yóga do Brasil. Há tempos, no Rio de Janeiro, havia um instrutor de yóga alcunhado Vayuánanda[17] (seu nome verdadeiro[18] era Carlos Ovídio Trotta). Ele vocalizava o bíja mantra do anáhata chakra erradamente, pronunciando *pam*. O equívoco é compreensível, já que em alfabeto dêvanágarí

---

17 **Nota da Comissão Editorial.** Carlos Trotta foi um dos fundadores da Associação Brasileira de Professores de Yóga, do Rio de Janeiro. Aqui cabe mencionar uma curiosidade: a associação se chamava de *brasileira*, mas foi fundada por um argentino (Carlos Trotta), um francês (Jean-Pierre Bastiou) e um grego (Georg Kritikós), seguidos por alguns brasileiros que os reverenciavam por ser estrangeiros. Essa é uma triste idiossincrasia da nossa terra. Certa vez, um instrutor, discípulo do Prof. DeRose, expôs os ensinamentos do Sistematizador num debate com adeptos de outra linha de yóga. Um deles fez cara de menosprezo, armou-se para discordar e perguntou com um tom de voz acintoso: "Esse DeRose é brasileiro?" O instrutor que estava sendo questionado, reportando-se às origens do Preceptor, respondeu: "É francês." Imediatamente o questionador mudou de fisionomia e tom de voz, e disse: "Ah, bom!" e não prosseguiu na contestação. É vergonhoso esse comportamento de o próprio brasileiro considerar os valores nacionais inferiores aos dos demais países. É preciso que o leitor não se cale, não se omita, diante de uma situação assim. O Comendador DeRose, de origem francesa e italiana, é brasileiro; e no Brasil encontra-se hoje o melhor Yôga técnico do mundo. Isso é reconhecido internacionalmente, tanto que estudiosos do mundo todo viajam para o Brasil a fim de fazer sua formação como instrutor de Yôga aqui. Ou contratam o Mestre DeRose para dar-lhes a formação na Europa e Estados Unidos.

18 Muita gente de boa-fé adota nome místico, mas esse procedimento deve ser evitado, pois dá margem à vigarice. É que se você quiser mandar fazer uma sindicância sobre o caráter e o passado de um profissional, caso ele utilize nome suposto, suas falcatruas não vão aparecer no Atestado de Antecedentes Criminais nem nos Cartórios de Protestos. Tal levantamento não é possível se ele tiver adotado um pseudônimo (pseudo = falso). Outro problema é que as pessoas não sabem o que significam tais nomes. Certa vez, um instrutor adotou o nome de Maitrêya. Ora, esse nome designa o Avatar, a Encarnação Divina da Era de Aquarius, equivalente a Buddha ou Cristo. Será que seus discípulos e a Imprensa sabem que o estão chamando de Cristo? Portanto, se você topar com algum profissional da área que use nome suposto, peça-lhe que informe seu nome verdadeiro.

as letras *ya* (य) e *pa* (प) são muito semelhantes sob o olhar despreparado do leigo. Se tivesse contado com um Mestre Iniciado, bastaria aprender dele a forma correta e saberia que o mantra do chakra cardíaco é **yam** (यं), conforme ensina Sivánanda em seu livro *Kundaliní Yôga*, Sir John Woodroffe, em seu *The Serpent Power*, e inúmeras outras autoridades. Mas por livro é comum o leigo confundir a letra *ya* (य) com a letra *pa* (प).

Na época, este autor advertiu diversas vezes o mencionado ensinante de yóga de que, vocalizando mal o mantra do coração, poderia vir a ter um problema cardíaco, mas foi sempre inútil, pois o primeiro tinha vinte e poucos anos de idade e o segundo, mais de cinquenta. Não podia admitir que o jovem estivesse com a razão. Continuou fazendo o mantra errado e... foi fulminado por um ataque cardíaco.

Isso não significa que lidar com mantra seja perigoso, de forma alguma. Trabalhar chakras e kundaliní não é mais perigoso do que atravessar a rua. Todos atravessamos várias ruas todos os dias, mas fazemo-lo dentro das regras. Só um louco atravessaria a rua sem obedecer as normas, ou seja, atravessando sem olhar para os lados e ainda lendo um livro. Se você observar as instruções transmitidas pelo seu Mestre não correrá risco algum ao trabalhar com mantras, kundaliní, chakras e siddhis.

Siddhis, os poderes paranormais

Siddhi, literalmente, perfeição, significa poder paranormal. Os chakras, quando desenvolvidos além de um determinado patamar, excedem a simples distribuição de energia para o funcionamento do organismo. A partir de então, começam a produzir efeitos que transcendem a faixa da normalidade. O *superávit* energético torna-se tanto que todo o sistema biológico (o qual inclui o psiquismo) passa a funcionar de uma maneira incomum, manifestando capacidades, aptidões e faculdades que as demais pessoas não possuem.

Existem paranormalidades físicas e paranormalidades extrasensoriais. Tudo o que transcenda a faixa da normalidade é considerado paranormal. O ser humano valoriza muito a quem tenha qualquer tipo de aptidão ou faculdade que ultrapasse um pouco o comum. No entanto, costuma temer e tenta destruir os que possuem poderes muito além do normal.

Quem possui siddhis não é superior a ninguém, uma vez que a natureza dá e toma em proporções semelhantes. Assim, os cegos têm mais audição. Ouvem melhor, mas não enxergam. Alguns autistas revelam-se excelentes cérebros matemáticos, contudo faltam-lhes outras aptidões que permitam viver normalmente. Da mesma forma, quem é brindado naturalmente com uma paranormalidade sofre de alguma deficiência noutra área.

Existem os poderes mais espetaculares, que são a clarividência, a clariaudiência, a premonição, a projeção, a bilocação, a levitação, a telepatia, a hiperestesia, a telequinese etc.; e os poderes que costumam passar despercebidos e, geralmente, não assustam ninguém, tais como o siddhi do olhar, o siddhi da voz, a intuição e outros. Até mesmo uma capacidade digestiva fora do normal pode, a rigor, ser considerada uma paranormalidade[19].

Algumas pessoas já nascem com certos dons. Outras, podem desenvolvê-los mediante treinamento e esforço próprio. O Yôga é, sem sombra de dúvida, o reservatório do maior acervo de técnicas e *know-how* sobre como desenvolver e educar os siddhis. Para quem nasce com alguma aptidão, ela não lhe parece nada extraordinária e seu possuidor só percebe que há algo diferente quando os outros reagem de forma estranha, admirando-se, invejando-o ou recriminando o uso da respectiva faculdade.

No entanto, censurar o uso de um siddhi seria o equivalente a recriminar o uso da inteligência por quem a possui mais desenvolvida que os demais, ou a audição mais apurada, assim como qualquer outra apticão ou talento.

No SwáSthya Yôga, os siddhis são desenvolvidos pelo despertamento da energia kundaliní, que está latente em todos os seres humanos e localiza-se na base da coluna vertebral. Essa

---

19 Aliás, você quer um poder mais espetacular do que enxergar a luz, cores e formas? Um siddhi mais digno de admiração do que o poder alquímico de transmutar feijão com arroz em músculos, secreções hormonais e sinapses neurológicas? No entanto, ninguém dá a mínima a esses poderes, porque são normais, todo o mundo os tem. Os paranormais são os que chamam a atenção, por mais inúteis que sejam. Seria mais prudente que você aplicasse a técnica do mimetismo, evitando fazer-se notar, no dia em que vier a despertar os poderes.

força descomunal é ativada pelas técnicas do SwáSthya e sua ascensão pela medula estimula e vitaliza os chakras, centros de poder que temos ao longo da coluna. Portanto, manifestar um siddhi não significa que você despertou a kundaliní. Significa que superestimulou um ou mais chakras. Conforme já vimos, eles podem ser estimulados sem o despertamento da força ígnea kundaliní, mediante diversos recursos externos.

Numa das minhas muitas viagens aos Himálayas, conheci um velho saddhu que havia renunciado a tudo: família, casta, nome, propriedades, roupas, absolutamente tudo. Sua única posse era uma cuia que utilizava para comer e beber água. Imagine uma pessoa que só possui uma cuia e nada lhe faz falta!

Como ele falava inglês, pudemos nos comunicar. Parecia ser um homem muito culto. Um verdadeiro sábio. Em dado momento, percebi que no calor da conversa ele passava à frente da velocidade com que eu conseguia colocar as idéias em palavras e começara a responder minhas questões antes que as formulasse. Estava simplesmente lendo meus pensamentos.

Aproveitei para consultá-lo sobre os siddhis, pois no Brasil os ensinantes "da yóga" tinham tanto medo disso que o assunto virou tabu e não se podia, sequer, mencionar o assunto sem gerar violentas reações de protesto. Uns achavam perigoso. Outros declaravam que desenvolver os siddhis era censurável por motivos éticos.

– *Isso é meramente uma questão de opinião. Há Mestres que são a favor dos siddhis, uma vez que estes facilitam a vida do praticante e ainda lhe dão a convicção de que está obtendo progressos com a sua prática de Yôga. Outros Mestres são contra e opinam que tais progressos observáveis ocorrem só na área do psiquismo e que as verdadeiras conquistas estão muito além desses planos medianos.*

Alguns Mestres – continuou – *são a favor, pois nem se detêm a analisar a questão e encaram os siddhis com muita naturalidade. Pode haver, afinal, milagre maior do que o fenômeno da reprodução ou da vida em si? Diante de tais milagres da natureza, que notoriedade pode ter uma simples viagem astral? Outros são contra, já que os siddhis dispersam o interesse e a concentração dos discípulos para meros folguedos, tais como levitar ou materializar objetos. Tais poderes são tão fúteis, comparados com o samádhi, que muitos yôgis não lhes dão importância alguma, embora o leigo fique fascinado com a idéia. Outros despertam o siddhi da palavra, o do olhar, o da criatividade, o do carisma, que são mais importantes e produtivos do que levitar.*

E concluiu:

– *Se você quiser usar os seus siddhis, use-os. Mas jamais fale deles. Se alguém duvidar de que você os tenha e o desafiar a demonstrá-los, diga a essa pessoa que ela pense o que quiser e que você não perde tempo com tais bobagens. É o que são: bobagens, úteis e fúteis a um só tempo.*

Granthis, as válvulas de segurança

Granthi significa nó e designa uma espécie de válvula de retenção. Alguns chakras possuem essa válvula de segurança, cuja função é a de impedir que a kundaliní ascenda antes da hora e, mais do que isso, impedir que ela retroceda. Esses chakras são o múládhára, o anáhata e o ájña. O diagrama que simboliza o granthi é o de um triângulo invertido, a yôní, penetrada por um linga. Este desenho encontra-se na representação esquemática do três chakras supracitados (sub-título *Onde estão os granthis*, mais adiante).

É interessante a diferença entre os paradigmas das diferentes culturas: yôní é o nome do órgão sexual feminino; linga é o nome do órgão sexual masculino. Na Civilização Ocidental, representações iconográficas dessas partes anatômicas seriam, no mínimo, consideradas de mau-gosto. No entanto, no Hinduísmo são reverenciados símbolos de fertilidade, de bênção, de felicidade e de proteção. No caso dos granthis, constituem signos de proteção.

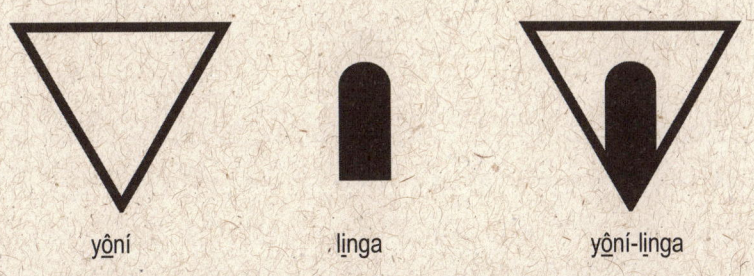

yôní — linga — yôní-linga

O triângulo invertido simboliza o sexo feminino ao representar o formato dos pêlos pubianos na mulher. O desenho da yôní penetrada por um linga foi escolhido como símbolo dos granthis, válvulas de proteção.

Se você prestar atenção, o próprio formato da representação gráfica do granthi já sugere que sua localização dentro do canal de circulação de energia o fará atuar principalmente como válvula de retenção, evitando o retrocesso da kundaliní e bloqueando parcialmente sua ascenção.

Assim, impedir que a kundaliní suba antes do momento certo tem o objetivo de proteger o praticante, pois torna-se necessário que todo o seu sistema biológico esteja muito bem preparado para suportar o empuxo evolutivo. Suas nádís precisam estar purificadas de forma a não haver detritos bloqueando o fluxo formidável de energia da kundaliní. Esse fluxo precisa de dutos perfeitamente desobstruídos, a fim de evitar acidentes. Nosso método consiste muito mais em desesclerosar os canais pránicos do que em estimular a kundaliní, pois, simplesmente desobstruindo o caminho, a energia subirá naturalmente. Afinal, a kundaliní tem uma constituição ígnea e é da natureza do fogo subir.

Por outro lado, evitar que a energia retroceda é fundamental para preservar o progresso conquistado ao longo de anos de prática. Se a kundaliní já ascendeu a um chakra que tenha o granthi ou a algum ponto acima dele, essa válvula não permitirá que o seu nível evolutivo seja perdido, mesmo que você pare de praticar.

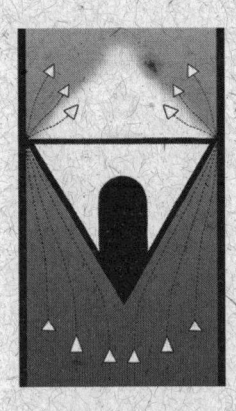

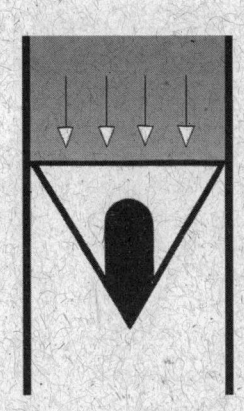

A nādí sushumná representada com um granthi atuando como válvula de retenção: uma vez aberta, a válvula permite a subida da energia da kundaliní, mas bloqueia o seu retrocesso.

Algumas linhas de Yôga adotam técnicas que consistem em destruir o granthi do múládhára chakra com a finalidade de liberar a kundaliní, que está latente no interior desse centro de força. Isso é uma irresponsabilidade que comentaremos mais para a frente.

ONDE ESTÃO OS GRANTHIS

Consultando qualquer boa obra que apresente os desenhos tradicionais dos chakras[20], poderemos facilmente localizar quais são os que possuem essas válvulas de retenção, pois dentro do círculo, entre outras alegorias, encontramos o símbolo do yôní-linga. São eles o múládhára, o anáhata e o ájñá chakra.

---

20 Por exemplo: *Kundaliní Yôga*, de Sivananda; e *The Serpent Power*, de Sir John Woodroffe.

muládhára anáhata ájñá

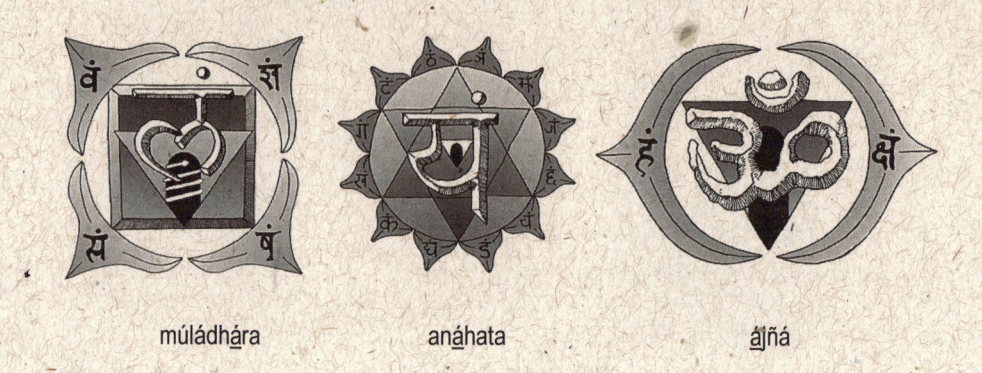

No múládhára encontra-se o Brahma granthi. No anáhata, o Vishnú granthi. E no ájñá chakra, o Shiva granthi ou Rudra granthi[21]. Brahma, Vishnú e Shiva são os três aspectos do Absoluto representados como a Trimurti hindu, equivalente à Trindade Divina do cristianismo.

O NÓ GÓRDIO

Em torno do ano 334 a.C., Alexandre Magno conquistou os frígios. Havia uma lenda de que seu antigo rei, Górdio, tinha atado um intrincado nó, o qual ninguém conseguira desatar até então, e que quem o conseguisse seria seu próximo soberano. Proverbial estrategista, Alexandre propôs-se a realizar a façanha, sabendo que se a lograsse, conseguiria o apoio da população, o que facilitaria sobremaneira a submissão dos frígios. No entanto, quando intentou desatá-lo constatou que era mesmo impossível. Sendo um grande conquistador e

---

21 Rudra é outro nome de Shiva na mitologia hindu.

guerreiro que não admitia ser imobilizado diante de obstáculos, sacou a espada e destruiu o nó górdio.

Esta lenda representa para nós uma importante alegoria. Podemos desatar pacientemente, disciplinadamente, os nós (granthis) um a um e permitir que a kundaliní ascenda pela sushumná com toda a segurança; ou podemos fazer como Alexandre, o Grande, e destruir o granthi. O primeiro procedimento, desatar os nós disciplinadamente, o que concede segurança, é o do SwáSthya Yôga[22]. O segundo, romper os nós, o que não recomendamos, é adotado por diversos outros sistemas, bem como certos ramos de Yôga.

---

[22] Para saber mais, estude o livro **Tratado de Yôga**, deste autor.

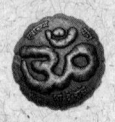

O QUE É A KUNDALINÍ

> *Como a serpente [mitológica] Sheshnaga sustenta a terra, [...] a kundaliní é o suporte de todas as práticas de Yôga.*
> Hatha Yôga Pradípika, cap. III, sútra 1

Kundaliní é uma energia física, de natureza neurológica e manifestação sexual. O termo é feminino, deve ser sempre acentuado e pronunciado com o *í* final longo. Os leigos aplicam o termo no masculino e pronunciam "*o kundalíni*", mas está errado. Repetimos: o termo é **feminino**, deve ser pronunciado com a tônica na primeira sílaba e a longa na última.

Pronuncie em voz alta para fixar a correção: KUNDALINÍ[23]. Significa *serpentina*, aquela que tem a forma de uma serpente. De fato, sua aparência é a de uma energia ígnea, enroscada três vezes e meia dentro do múládhára chakra, o centro de força situado próximo à base da coluna e aos órgãos genitais. Enquanto está adormecida, é como se fosse uma chama congelada. É tão poderosa que o hinduísmo a considera uma deusa, a Mãe Divina, a Shaktí Universal. Todo o sistema do Yôga, de qualquer ramo, apóia-se no conceito da kundaliní.

---

[23] Para pronunciar corretamente os termos sânscritos, recomendamos escutar o áudio **Sânscrito – Treinamento de Pronúncia**, gravado na Índia com a participação de Mestres hindus, autoridades em sânscrito e em mantra. Para pronunciar corretamente, reporte-se ao link: derose.co/glossario-sanscrito.

De fato, tudo depende dela conforme o seu grau de atividade – a tendência do homem à verticalidade, a saúde do corpo, os poderes paranormais, a iluminação interior que o arrebata da sua condição de mamífero humano e o catapulta em uma só vida à meta da evolução sem esperar pelo fatalismo de outras eventuais existências.

Se você já tiver lido explicações místicas ou confusas sobre a kundaliní, vamos simplificar isso. O conceito freudiano de *libido* e o reichiano de *orgônio* chegaram bem perto do princípio e anatomia da kundaliní no Yôga Antigo. Se você quiser um termo leigo, mais compreensível, pode traduzir kundaliní simplesmente como *sexualidade*. Freud e Reich tentaram domá-la para fins terapêuticos. Como nenhum dos dois possuía a Iniciação de um Mestre nesses mistérios, ambos fracassaram e deixaram à posteridade uma herança meramente acadêmica de teorias sobre o assunto, sem grandes resultados práticos.

A energia da kundaliní responde muito facilmente aos estímulos. Despertá-la é fácil. Um exercício respiratório que aumente a taxa de comburente é suficiente para inflamar o seu poder. Um bíja mantra corretamente vocalizado é capaz de movimentá-la. Um ásana que trabalhe a base da coluna posiciona-a para a subida pela medula. Uma prática de maithuna pode deflagrá-la. Basta combinar os exercícios certos e praticá-los com regularidade.

Já que despertar a kundaliní não é difícil, não mexa com ela enquanto não tiver um Mestre. E quando o encontrar, não a atice sem a autorização dele. Difícil é conduzi-la com disciplina, ética e maturidade.

SwáSthya, o Yôga Antigo[24], vai fundo nesse trabalho, levantando a kundaliní da base da coluna até o alto da cabeça, através dos chakras, ativando-os poderosamente, despertando os siddhis e eclodindo o samádhi.

O MEDO INJUSTIFICADO DA KUNDALINÍ

O despertamento da kundaliní é uma questão evolucionária. As Humanidades futuras terão a kundaliní plenamente desperta e, consequentemente, os chakras bem desenvolvidos, exercendo de forma comum os poderes que hoje são considerados paranormais. O Yôga consiste em acelerar o processo evolutivo, proporcionando a evolução de um milhão de anos em uma década.

Os ocidentais costumam ter medo da kundaliní, primeiro por ser teóricos no assunto. Depois, têm medo do desconhecido. Finalmente, a kundaliní tem a aparência de uma serpente ígnea enroscada na região do períneo. Na nossa cultura cristã, serpente está associada à desobediência que nos fez ser expulsos do Éden. Serpente de fogo – *fogo* lembra o inferno. É situada na região do períneo, que tem a ver com sexo, um dos

---

24 Desejando conhecer o método e as técnicas do SwáSthya Yôga, leia o livro **Tratado de Yôga**, deste autor.

tabus mais arraigados. Juntando tudo, podemos compreender o motivo pelo qual os ocidentais – em especial os latinos – temem o conceito da kundaliní. No entanto, é preciso superar nossas limitações culturais. É preciso ler e viajar para esgarçar os antolhos que espremem nossa inteligência.

Pátañjali, o codificador do Yôga Clássico, que viveu no século III a.C., em seu livro *Yôga Sútra*, afirma que a meta do Yôga é o samádhi. Samádhi é o estado de hiperconsciência e megalucidez que proporciona o autoconhecimento. Segundo Sivánanda, o mais expressivo Mestre hindu do século XX, médico oftalmologista, autor de mais de 300 livros sobre Yôga e assuntos correlatos, "nenhum samádhi é possível sem kundaliní[25]". Dess'arte, os instrutores de yóga e de Yôga que forem contra o despertamento da kundaliní não sabem de que estão falando, não têm noção do que é o Yôga. Nem eles, nem seus discípulos, vão atingir a meta do Yôga.

A função do Yôga é despertar essa energia, mas, dependendo da modalidade de Yôga, o método pode ser mais rápido ou mais lento, mais seguro ou mais perigoso, pode ser agradável ou, ao contrário, causar sofrimento. Daí a importância de saber muito bem onde estamos nos metendo, antes de entregar a saúde física e mental nas mãos de qualquer um que declare estar habilitado a ensinar Yôga.

---

25 Memorize: livro *Kundaliní Yôga*, páginas 70 e 126 da primeira edição, Editorial Kier, Buenos Aires.

O SwáSthya Yôga é um método rápido, mas não excessivamente. É extremamente seguro. E, por ser de natureza tântrica, o processo de despertamento costuma ser muito agradável.

Os vários métodos para despertar a kundaliní

Vamos dar uma idéia das diferenças dos métodos. Um deles, por exemplo, consiste em exacerbar a força da kundaliní dentro do seu envoltório no múládhára chakra, até que a pressão seja tanta que rompa seu selo e exploda coluna acima. O inconveniente desse método é que pode explodir para qualquer direção, principalmente se o praticante não tomou o cuidado prévio de purificar o seu corpo, desobstruindo as nádís, canais por onde essa energia deverá fluir. Isso costuma ocorrer com adeptos de outros tipos de Yôga que não observam as normas de não fumar, não tomar álcool algum, não usar drogas, não comer carnes (nem carne de peixes, nem outros frutos do mar). Naquele caso, o praticante poderá sofrer um derrame de energia, muito semelhante ao que ocorre com o sistema circulatório. Poderá morrer ou ficar com sequelas graves para o resto da vida.

Outro método para despertar a kundaliní é romper intencionalmente a válvula de segurança denominada granthi, que temos na base da coluna, mediante vários exercícios. Um deles é o mahá vêdha, uma prática do Hatha Yôga que você deve evitar se for utilizar o nosso método ou se não for supervisionado por um Mestre que o oriente. O mahá vêdha consiste em golpear com o períneo sobre o calcanhar sucessivas vezes, o que é bem doloroso, e repetir o processo todos os dias durante semanas ou meses, até que rompa a proteção e a energia da kundaliní seja liberada. Isso é uma irresponsabilidade. Pode causar os mesmos inconvenientes do método anterior e ainda produzir uma doença chamada fuga de energia, a qual, associada ao movimento sinistrógiro dos chakras, é conhecida como vampirismo. É que, se as nádís estiverem obstruídas (pelos detritos de uma alimentação inadequada, fumo, álcool ou drogas, e pelos dejetos de emoções e pensamentos pesados) a energia liberada não tem para onde subir.

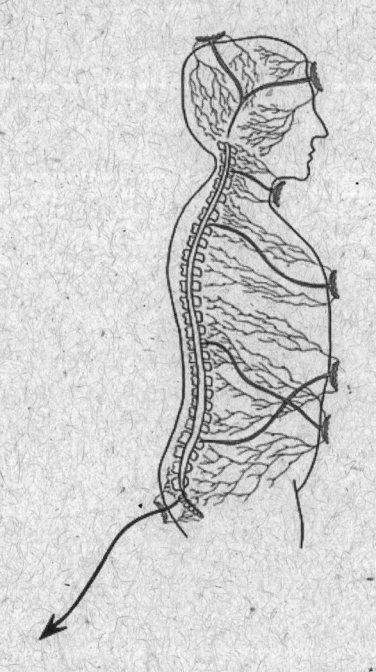

A fuga de energia pelo múládhára chakra, produz no astral a imagem de uma cauda.

Não havendo mais a válvula de proteção, a energia começa a fugir pela base da coluna, deixando um rastro atrás de si, que aos clarividentes lembra muito a cauda de Satã.

A cauda energética é uma eloquente alusão ao retrocesso evolutivo. Levamos milhões de anos de evolução para perder a cauda e, por uma prática errada, os irresponsáveis e indisciplinados voltam a desenvolver esse membro, tornando-se A Besta.

Segundo Tara Michaël, em seu livro *O Yôga*, "H*atha significa força, violência. É uma via rápida para forçar k*undaliní *à despertar. Uma via demasiadamente curta, que necessita de um esforço extraordinário para atingir a meta* (o despertamento da k*undaliní), como que através de um arrombamento* (dos granthis)". Os esclarecimentos entre parêntesis são nossos.

Isso, no entanto, não deve afastar ninguém da experiência da kundaliní. Deve é estimular sua disciplina e seu senso de responsabilidade ao escolher um bom método de Yôga, bem como a orientação de um instrutor formado. No ano 2010 comemorei 50 anos de ensino de SwáSthya Yôga e jamais o nosso método causou sequer o menor inconveniente. No momento em que escrevo, a rede de escolas de Yôga que adotam nosso sistema conta com 50.000 alunos distribuídos por centenas de escolas em diversos países das três Américas e Europa. Nunca tivemos acidentes, graças à excelência do método e à disciplina que é exigida do candidato antes de aceitá-lo. Quem exagera os perigos da kundaliní pode estar interessado apenas em manipular o público através da exploração dos seus medos[26].

Nosso método para despertar a kundaliní é suave, responsável e eficiente. Consiste em, primeiro, purificar o organismo com uma alimentação biológica, inteligente, sem carnes (nem brancas[27]), sem fumo (nem natural), sem álcool (nem o vinhozinho das comemorações especiais) e sem drogas (nem as legalizadas). Em seguida, procedemos a uma reeducação emocional e mental, para que não conspurquemos nosso corpo com secreções tóxicas oriundas de emoções viscosas e de pensamentos pesados. A seguir, aumentamos a flexibilidade da coluna, afinal, é por ali que a energia vai passar. Se a espinha estiver encarquilhada pela vida sedentária, precisa ser rejuvenescida antes de liberarmos a bhujanginí[28]. A partir de então, através dos pránáyámas vamos bombear comburente para inflamar a serpente de fogo, aplicaremos bandhas para empurrá-la para cima, mentalização para gerar o arquétipo mental do resultado desejado, e outras técnicas. E muita, **muita** disciplina, observância das normas e fidelidade à linhagem adotada.

---

[26] O uso frequente da intimidação "isto é muito perigoso, aquilo é muito perigoso", denota uma personalidade psicótica. Tome cuidado com esse tipo de gente, pois costuma lançar mão daquele expediente para manipular as pessoas através do medo.

[27] Está instalada no ambiente "da yóga" uma cínica hipocrisia, que consiste em declarar-se vegetariano, mas comer peixes e aves, como se estes fossem vegetais! Ou afirmar que não toma álcool, mas beber, sim, seu vinho no Natal, no aniversário, ou às refeições. Por isso relatam tantos acidentes com a kundaliní e por isso manifestam tanto medo dela. Porque são incultos ou hipócritas e desobedecem abertamente as normas milenares de segurança.

[28] Os brasileiros pronunciem: "*bhudjanguiní*". É sinônimo de kundaliní.

A KUNDALINÍ É FEMININA. QUAL A IMPORTÂNCIA DISSO?

O termo kundaliní é feminino. Seu gênero é designado pelo *i* final acentuado, portanto, com pronúncia longa. Quem pronuncia com a tônica na sílaba anterior ("kundálini") geralmente é leigo ocidental. Os não-iniciados dirão que isso é uma filigrana sem maior importância e que não faz diferença se o vocábulo é feminino. Acontece que essa informação é crucial quando deixamos de ser meros teóricos e tornamo-nos yôgins (praticantes de Yôga). O gênero feminino indica polaridade negativa. O gênero masculino indica polaridade positiva. Se o instrutor pronunciar "o kundalíni", demonstra que não sabe qual é a polaridade dessa energia. É provável que tenha estudado por livros.

Caso o ensinante de "yóga" não tenha iniciação nem experiência prática, vai chamar a energia de "o kundalíni", conceitualmente inverterá a polaridade e, na hora de aplicar as técnicas equivocadas, ao invés de fazer o poder serpentino subir, vai fazê-lo descer! Por isso, tal ensinante leigo incutirá medo nos estudantes, porque ele mesmo não tem muita noção do que ensina.

Inúmeros autores escrevem livros sem experiência prática daquilo sobre o que dissertam. Esses, geralmente, são os que assustam seus leitores com mistérios e perigos, pois é assim que a kundaliní se lhes afigura. Na prática, as coisas são muito mais simples.

Kundaliní é uma energia física, de natureza neurológica e manifestação sexual. Nesta definição estão as chaves para compreender e manobrar a kundaliní. Os estudiosos de linha espiritualista defendem que essa energia é espiritual e, em sendo algo subjetivo, impalpável, eles não têm como instrumentá-la. Daí a opinião tupiniquim de que os Grandes Mestres da Índia Antiga estariam errados e que a kundaliní não deveria ser despertada.

Nós do SwáSthya Yôga, por sermos de linhagem Tantra-Sámkhya[29], sabemos que a kundaliní é uma energia física e não espiritual como declaram os professores de linha espiritualista. Sendo energia física, ela está sujeita às leis da Física. Na Física, os pólos iguais se repelem. Logo, para fazê-la ascender devemos, entre outras técnicas, pressioná-la com uma parte do corpo que tenha polaridade igual. Um dos ásanas que atendem a esse requisito é o siddhásana[30] (siddha, aquele que possui os siddhis, paranormalidades). Se o ensinante leigo a chama de "o kundaliní", no masculino, mesmo que conheça o mecanismo de acionamento, mesmo que saiba que se trata de uma energia sujeita às leis da Física, ainda assim errará, pois colocará o pólo equivocado em contato com o períneo e, ao invés de gerar força de repulsão, criará atração, trazendo a kundaliní para baixo.

---

29 Para mais esclarecimentos sobre Tantra e Sámkhya, recomendamos a leitura do livro *Yôga, Sámkhya e Tantra*, de Sérgio Santos, considerado como o mais completo texto sobre esses temas em língua portuguesa.

30 Siddhásana consiste em pressionar o períneo com o calcanhar de polaridade negativa (não confunda este procedimento com o mahá vêdha, já desaconselhado). Sendo a kundaliní, também, de polaridade negativa, ambos se repelem e, como o calcanhar permanece no períneo, a kundaliní tende a ascender pela medula. Caso o praticante se referisse a essa energia como "o kundaliní", no masculino, suporia, erroneamente, que sua polaridade fosse positiva. Nesse caso, ainda sabendo que essa energia é física e não espiritual (logo, sujeita às leis da Física), aplicaria o calcanhar de polaridade positiva e isso só atrairia a kundaliní para baixo, impedindo a evolução ou até mesmo causando uma involução do praticante. [*A repetição deste esclarecimento foi intencional, dada a gravidade e a constância da incidência do mencionado equívoco.*]

Os perigos da kundaliní

Há algum perigo? O único perigo é a existência de indiscípulos, aqueles que discordam por razões de ego, descumprem as instruções por questões de conveniência, fazem tudo errado por indisciplina e depois ainda querem que a coisa funcione. Se o praticante obedecer rigorosamente as recomendações de um Mestre qualificado e com experiência própria, não há riscos. Você quer um exemplo de algo mais mortal que um salto mortal? Entretanto, ninguém morre dando saltos mortais na ginástica olímpica, porque há um método de aprendizagem. Basta seguir o método. O nosso vem com "garantia de fábrica" de 5000 anos.

Resumo do argumento
a favor do despertamento da kundaliní

Defendendo a instrução ancestral de que é preciso despertar a kundaliní, repetimos aqui a justificativa, resumidamente:

O médico hindu e grande iluminado dos Himályas, Sivánanda (pronuncie Shivánanda), declarou textualmente em seu livro *Kundaliní Yôga*, páginas 70 e 126 da primeira edição, Editorial Kier: "Nenhum samádhi é possível sem kundaliní." Ora, se a meta do Yôga, segundo Pátañjali, o codificador do Yôga Clássico, é o samádhi, praticar Yôga sem despertar a kundaliní é tão eficaz quanto ping-pong.

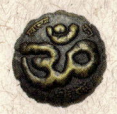

A EVOLUÇÃO DO SÍMBOLO DA KUNDALINÍ

O símbolo da kundaliní foi passando de cultura em cultura, de tradição em tradição, preservando, no entanto, seus elementos essenciais.

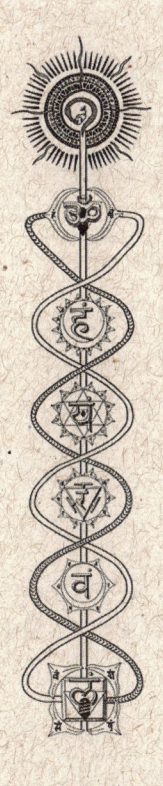

Entre os hindus - kundaliní

Esses elementos são:
a) Uma haste vertical que vai do chakra mais baixo ao mais elevado, passando por todos os demais chakras primários;
b) Duas correntes laterais, geralmente representadas por serpentes ou por linhas que serpenteiam em torno da haste central;
c) Frequentemente os chakras são representados como círculos dispostos dentro da estrutura (por vezes, só alguns círculos são representados).

Aparentemente, o mais antigo dos símbolos da kundaliní proveio da Índia e foi absorvido pelos gregos, judeus e cristãos. O signo hindu representa a kundaliní como um bastão central (a nádí sushumná, que corresponde à coluna vertebral) com duas linhas sinuosas laterais (as nádís idá e pingalá, correspondentes ao sistema nervoso simpático e para-simpático) que sobem serpenteando até a altura da cabeça. Inseridos na haste central estão os sete principais dentre os chakras primários, representados por sete círculos – já sabemos que chakra significa roda ou círculo.

Dessa forma, a alegoria demonstra como a energia da libido, que jaz adormecida no múládhára chakra, quando despertada é conduzida pelo sistema nervoso central até o cérebro. Mediante esse processo alquímico de transmutação da energia genésica em poder criador, exacerbam-se a inteligência, a criatividade, percepções paranormais e estados expandidos de consciência.

ILUSTRAÇÃO COM O SÍMBOLO DA KUNDALINÍ ENTRE OS GREGOS

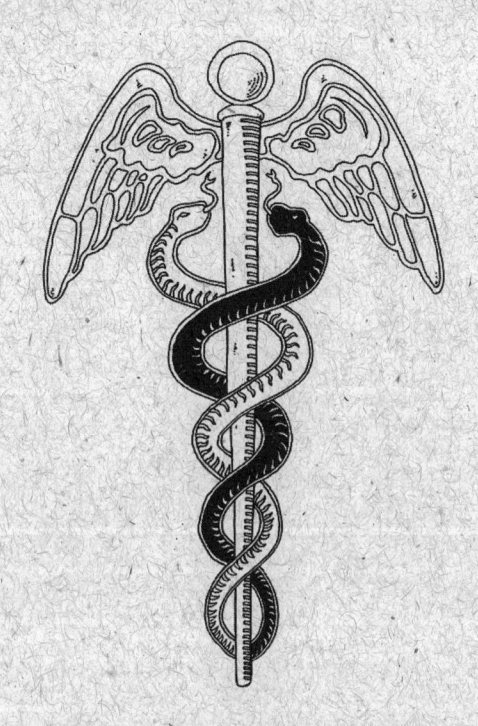

Entre os gregos – Caduceu de Hermes

Os gregos importaram da Índia o conceito de filosofia teórica, através de Mestres de Sámkhya, o qual estava em seu momento de maior aceitação[31]. Portanto, não é de admirar que o símbolo do caduceu vá aparecer na Grécia nas mãos de Hermes (ou Mercúrio, para os romanos). A essência do símbolo é exatamente a mesma: um bastão central no qual se enroscam duas serpentes em espirais ascendentes.

---

[31] Mais detalhes históricos no livro **Tratado de Yôga**, deste autor.

ILUSTRAÇÃO COM O SÍMBOLO DA KUNDALINÍ ENTRE OS HEBREUS

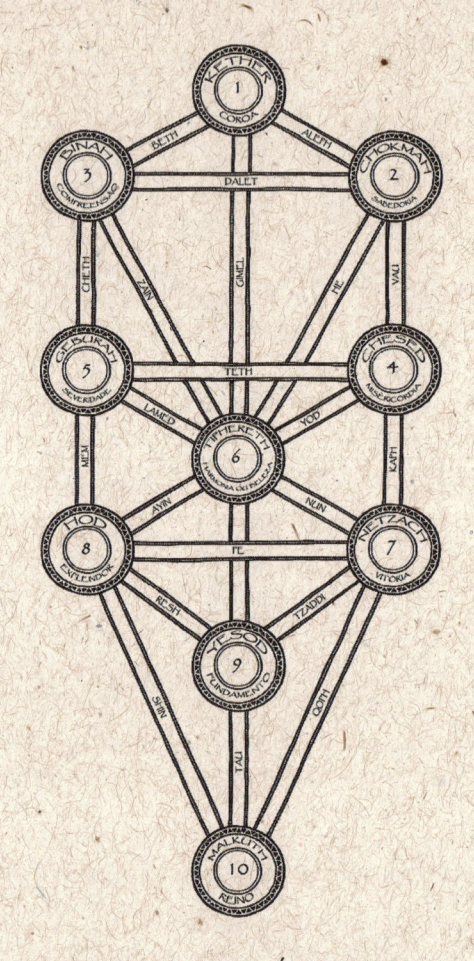

Entre os hebreus – Árvore da Vida

Já entre os hebreus, o mesmo símbolo surge em formas retilíneas, mas a essência é preservada: uma haste central com vários círculos (lembre-se: círculo, em sânscrito, é chakra), começando com um chakra na extremidade inferior e outro na superior, agora denominados em hebraico *sephiroth*. Alguns círculos estão no eixo central, enquanto outros estão deslocados lateralmente, como ocorre com as flores ou pires dos chakras nas representações ocidentais. Neste caso, o leitor vai notar que o número de círculos sobe para dez ou mais, dependendo da representação em duas ou em três dimensões. No entanto, alguns círculos são sombra de outros, como podemos observar no desenho da Árvore Sephirotal projetada no espaço, o qual lembra muito o orbe usado pelos antigos navegadores (a esfera armilar).

ILUSTRAÇÃO COM A ÁRVORE SEPHIROTAL EM TRÊS DIMENSÕES

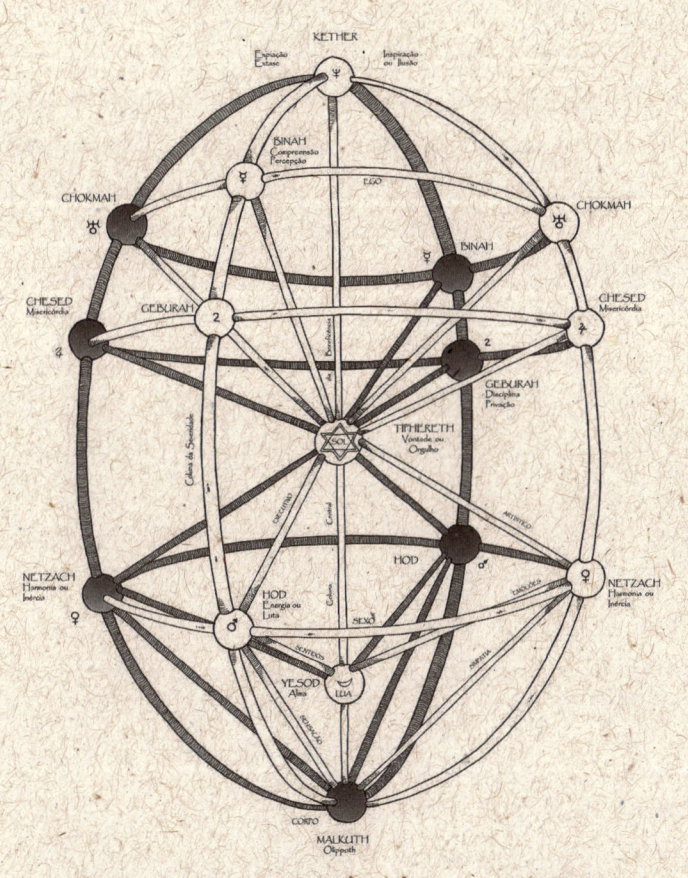

Representação tridimensional da Árvore Sephirotal,
em que se observam alguns chakras deslocados do centro.

Como a Civilização Ocidental foi muito mais influenciada pela cultura judaica do que pela cultura hindu, a tendência de representar os chakras deslocados lateralmente se perpetuou entre nós.

Observe que se utilizarmos linhas curvas em vez de retas, teremos uma representação muito semelhante à indiana, com uma haste central envolvida por duas serpentes.

As coincidências entre o símbolo da kundaliní e o da Árvore da Vida vão além dos vários círculos ligados entre si pelos meridianos. Primeiramente, sabemos que a kundaliní corresponde à libido, o poder genésico; e Árvore da Vida, aquela que dá a vida, remete-nos à capacidade reprodutora. Depois, é curioso notar que o primeiro chakra chama-se múládhára, que significa "o suporte da raiz" e seu símbolo é o quadrado, que no hinduísmo corresponde ao elemento terra; enquanto na Árvore Sephirotal o primeiro círculo denomina-se *malkuth*, que se traduz do hebraico justamente como terra, o elemento em que se insere a raiz. Por outro lado, o lótus mais elevado, do alto da cabeça, chama-se chakra coronário (chakra da coroa); já na Árvore Sephirotal o círculo mais elevado denomina-se *kether*, que em hebraico significa igualmente coroa.

A Árvore da Vida, símbolo inequívoco da kundaliní com seus chakras, é citada na Bíblia, no livro Genesis, capítulo II, versículos 9 e 16.

No versículo 9, lemos:

"*Do solo fez o Senhor Deus brotar toda a sorte de árvores agradáveis à vista e boas para alimento; e também a Árvore da Vida no meio do jardim...*" Ora, a localização da coluna vertebral, sede da kundaliní, está exatamente no meio, no centro do corpo.

No versículo 16, temos mais um esclarecimento:

"E o Senhor Deus lhe deu esta ordem: De toda árvore do jardim comerás livremente, mas da Árvore do Conhecimento do Bem e do Mal não comerás." A ordem está bem clara. O homem estava autorizado a viver num paraíso sem maldade e tinha o consentimento para usufruir da Árvore da Vida, isto é, da kundaliní, desde que não caísse no reino de Mayá, a ilusão. A dualidade é característica dessa ilusão. Se o homem tomasse conhecimento do bem e do mal, instalar-se-ia em seu coração a maldade.

Quando as pessoas estão imersas nos conceitos de bem e mal, passam a fazer o mal mesmo quando usam o bem como pretexto. É da natureza humana[32]. Veja as atrozes torturas infringidas pela Santa Inquisição em nome do bem e, igualmente, as perseguições políticas, religiosas e morais, cometidas por todas as religiões, em todos os países, em todas as épocas. E o que dizer das pessoas puritanas que perseguem e maltratam todos os que eles suspeitarem estar em desacordo com suas intolerantes regras morais? Tais pessoas não são dignas de comer os frutos da Árvore da Vida, nem de viver no paraíso. Na verdade, suas vidas são um inferno.

Pior do que isso, com poder tais pessoas tornar-se-iam mais perigosas[33]. Imagine, alguém que tivesse despertado o

---

[32] Sobre esse tema, leia, mais adiante, o subtítulo *A fábula sobre a Síndrome de Caim*.

[33] *"O poder corrompe." "...E o poder absoluto, corrompe absolutamente."*

formidável poder da kundaliní e, ao mesmo tempo, tivesse noção de bem e de mal. Quando o vizinho ou o desafeto agisse "mal", a indignação do detentor de tamanho poder fulminaria com um câncer ou com um acidente quem tivesse obrado, falado ou pensado algo contra um bom ideal ou contra uma pessoa de bem. Imagine o que seria, por exemplo, dos que atacam o Yôga Pré-Clássico ou dos que perseguem seus Mestres[34]!

O bem e o mal são mencionados no livro Dhammapada, escritura sagrada do budismo, que diz no versículo 412:

"Ao liberto dos dois entraves, o do bem e o do mal ... lhe chamo eu brâmane."

E no versículo 417, lemos:

"Aquele que, deixado o jugo terrenal, rejeitou o jugo celeste e livrou-se de todos os jugos, lhe chamo eu brâmane."

Não há dúvida de que trata-se de uma clara referência à superação da dualidade e, consequentemente, de Mayá, a ilusão. Mayá manifesta-se através da dualidade como o bem e o mal. Em samádhi, transcendemos a noção do bem e do mal. Noutras palavras, conquistamos a candura angelical e estamos livres de todo o pecado. Assim, se conseguirmos atenuar ou eliminar os conceitos de bem e de mal em nossa consciência, estaremos incrementando a predisposição ao estado de samádhi, a megalucidez que conduz ao autoconhecimento.

---

[34] "Como o elefante de combate suporta a flecha disparada do arco, assim suportarei pacientemente as palavras ásperas dos malévolos que compõem o mundo." (Palavras atribuídas a Buddha, escritas no *Dhammapada*, versículo 320.)

ILUSTRAÇÃO COM O SÍMBOLO DA KUNDALINÍ ENTRE OS CRISTÃOS

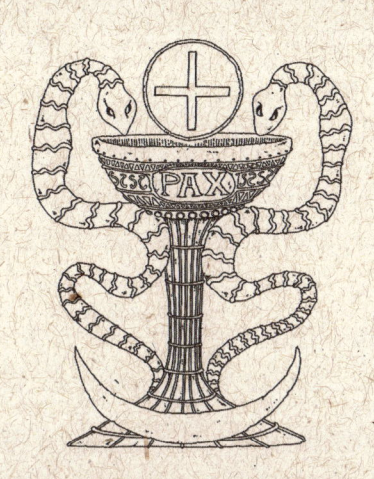

Entre os cristãos – Santo Graal[35]

No cristianismo o símbolo da kundaliní muda mais uma vez, mas continua preservando os elementos fundamentais: um eixo central que sobe desde o pólo negativo até o positivo, com duas serpentes, uma de cada lado, usadas aqui como alças. Na extremidade inferior, uma meia lua, símbolo do pólo negativo e em cima um círculo com a Cruz do Graal, sinal que se assemelha com o do pólo positivo. Sabemos que no inconsciente fazem-se associações de símbolos que, muitas vezes, passam ao largo do racional.

Outro símbolo que tem similaridade com a Cruz do Graal, mas que não deve ser confundido com ele, é o signo do Terceiro Logos[36]. Ambos são formados por um círculo externo

---

35 O Santo Graal, para os ocultistas, foi o recipiente em que José de Arimatéia recolheu o sangue de Jesus que vertia durante a crucificação.

36 Em filosofia, o Primeiro Logos corresponde ao aspecto Criador, o Pai na Trindade Divina cristã, ou Brahmá na Trimurti hindu: seu símbolo é um círculo com um ponto no centro. O Segundo Logos corresponde ao aspecto Conservador, o Espírito Santo, ou Vishnú: seu símbolo é um círculo dividido ao meio por uma linha horizontal. O Terceiro Logos corresponde ao aspecto

que envolve uma cruz de braços iguais. A diferença é que no símbolo do Graal os braços da cruz não tocam no círculo e no do Terceiro Logos, sim.

Observe uma curiosidade: a região em que a meia lua aparece é exatamente a que corresponde àquela em que a kundaliní, feminina, pólo negativo, é representada em estado passivo, adormecida no períneo, "enroscada três vezes e meia", segundo as escrituras hindus.

Outra analogia: kundaliní é considerada a Mãe Divina no hinduísmo. Sivánanda abre um dos seus livros com uma prece à Divina Mãe Kundaliní (aqui com maiúscula). No cristianismo, a Mãe Divina é a Nossa Senhora. Mais uma analogia: a representação iconográfica da Nossa Senhora da Concepção (em português mudou para Conceição) tem uma meia lua aos seus pés e, na mesma região, uma serpente enroscada. Coincidência?

O fato é que todos temos o Santo Graal dentro de nós. Os cruzados viajaram tanto, mataram e morreram para encontrá-lo lá fora, na Terra Santa, e ele estava o tempo todo no períneo daqueles cavaleiros que não precisariam ter saído de casa para conquistá-lo.

Renovador, o Filho ou Shiva: seu símbolo é um círculo dividido por uma cruz de braços iguais. Não deixa de ser curioso notar que uma célula é formada por um núcleo central e envolvida por uma membrana, remetendo-nos à imagem do primeiro símbolo. Sob a ação do influxo criador, ela se divide ao meio, remetendo-nos ao segundo símbolo. Na próxima divisão, a célula se divide novamente e de duas, surgem quatro, remetendo-nos ao terceiro símbolo. Os três, observados em sequência, lembram-nos o início do processo da reprodução celular. A semelhança notável entre o símbolo do Graal e o do Terceiro Logos também é significativa, já que ambos aludem à mesma figura histórica, o Filho, que tem como signo principal a cruz.

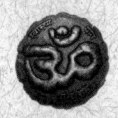

Um enigma para meditar

Agora que você dispõe de todos os elementos, quero lhe propor um enigma. O conceito da kundaliní foi passado de mãe para filhos durante séculos. Sendo patrimônio cultural do Tantra, que é uma filosofia matriarcal, esse conhecimento sempre foi coerentemente passado pelas mães. Os filhos de ambos os sexos receberam essa iniciação velada, mas só as meninas, quando se tornaram mães, o retransmitiram e não os meninos. Ninguém proibiu os homens de transmitir tal conhecimento, mas normalmente só as mulheres o fizeram. E, como gupta vidyá, ciência secreta que é, nem mesmo aquelas que o transmitem, nem mesmo aqueles que o recebem, sequer tomam conhecimento do significado sem ter as chaves iniciáticas.

Como se processou a perpetuação e transmissão do conceito de kundaliní pelas mulheres aos filhos entre os ocidentais? Teria sido pela amamentação? Teria sido pelas palmadas na região sacra, que estimulariam a kundaliní pela percussão? Ou haveria alguma outra solução para o enigma?

Para facilitar (ou para dificultar) vou lhe fornecer alguns elementos que fazem parte da solução. São eles:

a) Mulher (lembra-se de que a kundaliní é feminina?).
b) Fruto proibido (lembra-se de que havia uma árvore com o fruto proibido e que se ele fosse provado a kundaliní

não poderia ser despertada? Esse fruto proibido seria a maçã, segundo a tradição cristã?).

c) Kundaliní adormecida (lembra-se de que a energia ígnea está dormitando na base da coluna?).
d) Sete chakras.
e) Pólo oposto.
f) Ato sexual.

ANTES DE LER A SOLUÇÃO DO ENIGMA

Não leia já. Volte lá para trás e tente resolver a questão sem ler a resposta que está no parágrafo seguinte. Resista à tentação.

A SOLUÇÃO DO ENIGMA

Bem, a solução do enigma é um conto que foi transmitido de boca a ouvido durante séculos na Europa e, depois, na América. As mães contavam a estória aos filhos meninos e meninas, mas tradicionalmente só as meninas perpetuavam o conto, passando-o aos seus filhos. Os meninos, tornando-se adultos e tendo filhos, normalmente não retransmitiam o conhecimento, a não ser excepcionalmente.

Trata-se do conto da Branca de Neve, que era uma mulher, comeu a maçã (fruto proibido) envenenada e caiu em um profundo sono, profunda letargia, pois uma porção da maçã ficara na sua garganta, obstruindo a respiração. Foi velada por sete anõezinhos, os sete chakras. Finalmente, foi despertada pelo beijo de um Príncipe, o pólo oposto. E o ato sexual? Ora, todo o mundo admite que o beijo é um ato sexual concedido pela sociedade ocidental, desde que praticado de forma discreta (mesmo assim, o beijo gera estímulo sexual nas pessoas normais). Ainda mais, um beijo que fosse capaz de desobstruir as vias respiratórias e ressuscitar a dama, não era nenhum ósculo.

O mais interessante é o conflito entre consciente e inconsciente. Conscientemente, as mães dos séculos passados, saturados de moralismo, aconselhavam veementemente suas filhas a não beijar. Ficariam mal-faladas, poderiam engravidar e até mesmo ir para o inferno. Contudo, inconscientemente, as mães contavam essa estória, induzindo as meninas ainda bem novinhas a considerar o beijo como um ato redentor. Elas o desejariam, mas conter-se-iam e não o praticariam. Aí está um método seguro de estimular a libido numa sociedade plena de conceitos de pecado e culpa (conceitos de bem e de mal).

Vídeo: http://derose.co/tratado-video16-kundalini

Nosso acervo tem mais de 500 vídeos de aulas. Desejando assisti-los, entre em contato com Tratado@MetodoDeRose.org

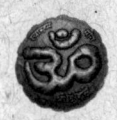

Fábula sobre a Síndrome de Caim

Quando surgiu a espécie *Homo*, de onde viria a desenvolver-se a espécie *Homo sapiens*, havia duas subespécies: *Homo amābilis* e *Homo malīgnus*. Essas subespécies eram tão semelhantes que até podiam cruzar e eventualmente o faziam, gerando uma descendência híbrida. Mas havia uma diferença entre elas. O *Homo amābilis* era um animal doce e querido, de sentimentos francos e comportamento dócil. Jamais agredia, nem para se defender. Repartia a comida (frutos, raízes, folhas, mel), dividia a caverna, compartilhava os utensílios. Nunca esperava uma agressão ou traição por parte do *Homo malīgnus*. Este, por sua vez, era o oposto. Sempre tramando ardis para roubar a comida, os instrumentos, a moradia e tudo o que o *Homo amābilis* possuísse. Há quem diga que o relato bíblico de Abel e Caim, os primeiros homens sobre a Terra, referia-se àquelas duas subespécies.

Havia, na época, alguns poucos milhares de espécimens da espécie *Homo* no planeta e não se esperava que ela vingasse, pois era menos aparelhada para sobreviver que os outros animais. Não dispunha de presas, garras, chifres, veneno, velocidade, carapaça, nada. Mas uma das subespécies parecia ter desenvolvido, como arma secreta, uma astúcia maligna. Com ela engendrava ciladas para os animais, inclusive os da mesma espécie, a fim de levar vantagem, destruí-lo e tomar tudo o que ele tinha.

Com o tempo, o *Homo amābilis* entrou em extinção por razões ainda não muito claras, enquanto que o *Homo malīgnus* sobrepujou e sobreviveu. Dele, evoluiu o *Homo sapiens*. Por isso temos tantas invejas, tanto ódio, tanto prazer em destruir, em falar mal. Por isso, existem crimes e guerras. Por isso, o ser humano destrói o meio ambiente, desmata as florestas, polui as águas. Por isso, ele tortura e mata, sem piedade, tanto outros humanos quanto os animais e devora suas carnes.

O *Homo malīgnus* só não destruiu totalmente a vida no planeta porque alguns espécimes trazem os genes recessivos do *Homo amābilis*, adquiridos por ocasião dos cruzamentos acidentais entre as duas subespécies na aurora desse *"pithecos"* que se diz *Homo*. Um bom número dos que trazem os genes do *Homo amābilis* são hoje praticantes de DeRose Method e vegetarianos convictos. E é por isso que ainda há esperança para a humanidade e para o planeta.

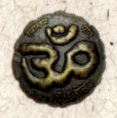

Uma experiência pessoal

Certo dia, depois de um longo jejum, pus-me a praticar horas de japa com bíjá mantras, pránáyámas ritmados e longos kúmbhakas, reforçados com bandhas, kriyás, ásanas e pújás. Após três horas desse sádhana, pratiquei maithuna com a Shaktí por mais três horas. Depois, outras duas horas de viparita ashtánga sádhana, com padma sirshásana de uma hora[37]. Então, senti um daqueles ápices de arrebatamento energético, síndrome de excesso.

Ao final de tantas horas com práticas tão fortes, acumulativamente com o que já vinha desenvolvendo durante anos, ocorreu o inevitável. Senti que algo estava acontecendo no períneo, como se um motor tivesse começado a funcionar lá dentro. Uma vibração muito forte tomou conta da região coccígea, com um ruído surdo que se irradiava pelos nervos até o

---

[37] Mencionamos as práticas pelos seus termos técnicos, sem explicá-los em livro, como medida de segurança. Desaconselhamos categoricamente esse tipo de experiência sem a autorização e supervisão direta de um Preceptor qualificado. Essa é uma prática para a qual pouca gente está preparada e, sempre, quem pensa que está apto, não está! Se um estudante nosso cometer a imprudência e a indisciplina de atirar-se atrevidamente a exercícios arriscados antes de ter reconhecidas condições de maturidade para tal, dispensamo-lo imediatamente e não ensinamos mais nada. A segurança e a seriedade são componentes importantes e indispensáveis no nosso sistema. Afinal, foi o fato de nenhum dos nossos discípulos ter corrido risco algum durante estes quase 60 anos de magistério, que manteve a boa reputação do método.

ouvido interno, onde produzia interessantes efeitos sonoros, cuja procedência eu podia facilmente atribuir a este ou àquele plexo.

Em seguida, um calor intenso começou a se movimentar em ondulações ascendentes. Conforme os mudrás, bandhas, mantras e pránáyámas, eu podia manobrar a temperatura e o ritmo das ondulações, fazendo ainda com que o fenômeno se detivesse mais tempo em um chakra ou passasse logo ao seguinte. A cada padma, o som interno cambiava, tornando-se mais complexo à medida que subia na linha da coluna vertebral.

De repente, perdi o controle do fenômeno, como se ele fosse um orgasmo que você consegue dominar até determinado ponto, mas depois explode. E foi mesmo uma explosão de luz, felicidade e sabedoria. Tudo à minha volta era luz. Não envolvido em luz: simplesmente era luz. Uma luz de indescritível brilho e beleza, intensíssima, mas que não ofuscava. A sensação de felicidade extrapolava quaisquer parâmetros. Era uma satisfação absoluta, infindável. Um jorro de amor incondicionado brotou do fundo do meu ser, como se fosse um vulcão. E a sabedoria que me invadiu durante tal experiência era cósmica, ilimitada. Num décimo de segundo compreendi tudo, instantaneamente. Compreendi a razão de ser de todas as coisas, a origem e o fim.

Faço questão de frisar: foram vivências como essa que aniquilaram com o meu misticismo assimilado na juventude, perpetrado por leituras equivocadas. Aqueles que declaram ter-se tornado místicos por causa, justamente, de experiências semelhantes, na verdade tiveram apenas vislumbres tão superficiais que acabaram gerando mistérios ao invés de dissolvê-los. É como a parábola do homem que encontrou a verdade[38].

No meu caso, dali resultaram os conceitos que me permitiram concluir a sistematização do método. Naquele momento, tudo ficou claro. Todo o sistema se ajustou sozinho, bastando para isso que fosse observado do alto e visto todo de uma só vez, como através de uma lente grande-angular. Tudo era tão simples e tão lógico! Bastava subir para uma dimensão diferente daquela na qual nossas pobres mentes jazem agrilhoadas cá em baixo.

Vontade de sair daquela experiência, não tive nenhuma. Porém, depois de um enorme período, parecendo-me muitas horas de regozijo e aprendizado, senti que havia-se esgotado o tempo e era preciso retornar ao estado de consciência de relação, no qual poderia conviver com os demais, trabalhar, alimentar meu corpo, etc. Bastou cogitar em volver e imediatamente troquei de estado de consciência. Foi algo muito

---

[38] Um dia, um filósofo estava conversando com o Diabo quando passou um sábio com um saco cheio de verdades. Distraído, como os sábios em geral o são, não percebeu que caíra uma verdade. Um homem comum vinha passando e vendo aquela verdade ali caída, aproximou-se cautelosamente, examinou-a como quem teme ser mordido por ela e, após convencer-se de que não havia perigo, tomou-a em suas mãos, fitou-a longamente, extasiado e, então, saiu correndo e gritando: "Encontrei a verdade! Encontrei a verdade!". Diante disso, o filósofo virou-se para o Diabo e disse: "Agora você se deu mal. Aquele homem achou a verdade e todos vão saber que você não existe..." Mas, seguro de si, o Diabo retrucou: "Muito pelo contrário. Ele encontrou um pedaço da verdade. Com ela, vai fundar mais uma religião e eu vou ficar mais forte!"

interessante, sentir-me perder a dimensão do infinito e cair, com a velocidade da luz, de todas as direções às quais havia me expandido, passando a contrair minha consciência para um pequeno centro, infinitesimal, blindado por uma mente e por um corpo, numa localização determinada dentro daquele Universo que era todo meu e que era todo eu, apenas um instante atrás. Era o Púrusha cósmico, contraindo-se para tornar-se Púrusha individual.

Voltar à dimensão hominal não foi desagradável. A sensação de plenitude e felicidade extasiante permanecia. O curioso foi que tinha-se passado, não as tantas horas que supunha, mas tempo algum! O relógio de parede à minha frente marcava a mesma hora. Portanto, para um observador externo, tudo ocorrera num intervalo equivalente a um piscar de olhos e não teria chamado a atenção de ninguém. A partir desse dia, foi como se eu tivesse descoberto o caminho da mina: não precisava mais dos mapas. Podia entrar e sair daquele estado sempre que quisesse, com facilidade. Hoje, conversando com alguém ou durante uma aula, entro, vivencio "horas" esse tipo de percepção e retorno sem que o interlocutor perceba.

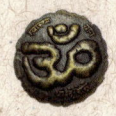

RECOMENDAÇÕES FINAIS

Como despedida, deixo-lhe estas recomendações:

Comece agora mesmo a releitura deste livro, dando especial atenção aos trechos que já foram assinalados por você na primeira leitura. Releia com mais calma, saboreando cada parágrafo e parando para meditar e assimilar o seu conteúdo.

Conheça meus outros livros:

1. *Quando é Preciso Ser Forte*
2. *Tratado de Yôga*
3. *Método para um Bom Relacionamento Afetivo*
4. *Método de Boa Alimentação*
5. *Método de Boas Maneiras*
6. *Eu me lembro...*
7. *Programa do Curso Básico*
8. *Karma e dharma, transforme a sua vida*
9. *Corpos do Homem e Planos do Universo*
10. *Origens do Yôga Antigo*
11. *Meditação*
12. *Mensagens*
13. *Pensamentos*
14. *Yôga Sútra de Pátañjali*
15. *Encontro com o Mestre*
16. *ÔM, o mais poderoso dos mantras*
17. *Tudo sobre Yôga*
18. *Sucesso*
19. *Coisas que a vida me ensinou*
20. *Manual de Civilidade*

Leia e estude especialmente os dois primeiros que são os mais importantes e têm o poder de mudar a vida de uma pessoa.

Considere a possibilidade de tornar-se um instrumento para melhorar, não só o seu karma, mas o destino de milhares de seres humanos, formando-se como instrutor do DeRose Method.

Se quiser saber mais

Se você quiser saber mais sobre este e outros assuntos, recomendamos que participe de algum dos cursos que realizamos nas universidades federais, estaduais e católicas, além de outras particulares no Brasil, Argentina, Portugal e França. Caso não seja possível participar pessoalmente, resta a alternativa de fazer o curso pelos nossos livros, vídeos, CDs e DVDs cuja relação é divulgada no *Anexo*, no final deste volume. Visite o nosso *website*, **www.DeRoseMethod.org**, pois você já vai aprender muita coisa lá, sem custo algum, pois o nosso *site* não vende nada.

Outros autores

Se desejar uma bibliografia com muitos outros autores e sobre diversas modalidades, consulte o capítulo *Bibliografia* do livro **Tratado de Yôga**.

Após trabalhar 50 anos com Yôga, fui mais além

Ao comemorar minhas bodas de ouro na carreira de professor dessa filosofia hindu, após 25 anos de viagens à Índia, tendo sido o primeiro a introduzir o Yôga nas universidades federais, estaduais e católicas do Brasil, bem como em universidades de outros países da América e da Europa[39], senti que minha experiência de vida como *magister*, recomendava uma mudança de abordagem. Era preciso ampliar o campo de atuação do que ensinava.

Depois de tantas décadas transitando pelo ambiente do Yôga, convivendo com tanta, mas tanta gente do *métier*, vi que, se algo não mudasse, ficaríamos patinando no mesmo lugar.

O Yôga não funciona

Depois de meio século ensinando essa matéria, cheguei à surpreendente conclusão de que o Yôga não funciona.

O Yôga, sem os conceitos de reeducação comportamental, não funciona. Ou seja, sem mudar sua atitude, sua alimentação, sem eliminar o uso do fumo, do álcool e das drogas, sem um bom relacionamento humano e sem um bom relacionamento afetivo, não funciona.

Serve para dar flexibilidade, tônus muscular, melhora o rendimento nos esportes, nos estudos e no trabalho, tem impacto na vitalidade e tudo o mais que nós já sabemos.

No entanto, como já expliquei no capítulo *Efeitos da etapa inicial do SwáSthya Yôga*, do meu livro **Tratado de Yôga**, esses resultados são

---

[39] O Yôga foi introduzido nas universidades como curso de extensão universitária para formação de instrutores de Yôga. Os primeiros cursos foram na década de 1970, na PUC – Pontifícia Universidade Católica de São Paulo, Federal de Minas Gerais, Federal do Rio Grande do Sul, Federal do Paraná e Federal de Santa Catarina. Na década seguinte, expandimos para a Federal do Rio de Janeiro, PUC da Bahia, PUC de Minas Gerais, PUC do Rio Grande do Sul, Federal do Ceará, Federal do Rio Grande do Norte, Federal do Maranhão, Federal do Piauí, Federal de Pernambuco e Federal do Pará. Na década de 1990, introduzi o curso de formação de instrutores na Universidade do Porto e Universidade Lusófona, de Lisboa, e Universidade Tecnológica Nacional, da Argentina. Em 2017, École de Finances et Management de Paris, França.

meras consequências, efeitos colaterais da prática, migalhas que caem da mesa de jantar e não a meta em si.

Yôga é qualquer metodologia estritamente prática que conduza ao samádhi. Ou seja, ele pode ser qualquer coisa[40], mas precisa ser estritamente prático, porque o darshana em questão não tem teoria[41]. E tem que ter a proposta de conduzir à meta do Yôga, o samádhi[42].

Ora, esse estado de megalucidez denominado samádhi não pode ser conquistado por alguém que não consiga sequer ser equilibrado emocionalmente, alguém que se desentenda com o colega ou com o cônjuge, alguém que fale mal de um praticante ou instrutor por ele ser de outra linha da mesma filosofia. Não pode ser alcançado por alguém que na aula faz meditação e põe as mãos "em prece" com cara de santo arrependido e quando termina a aula briga com o empregado, porteiro, motorista, amigo, desamigo, conhecido, desconhecido, namorado, ex-namorado, cliente, fornecedor etc.

Noutras palavras, cheguei à amarga conclusão de que sem aplicar os conceitos comportamentais de reeducação, o Yôga não funciona porque não leva à meta do Yôga, que é o samádhi.

Eu já havia concluído isso há muito tempo, tanto que tinha publicado nos meus livros, desde a década de 1990, insistentes apelos a que todos participassem das atividades culturais como meio para compartilhar, pela convivência, um código comportamental e de valores. Mas os praticantes e instrutores daquela época não queriam saber. Estavam sofrendo paralisia de paradigma, pois entraram nas nossas escolas pelo canal da palavra Yôga e achavam que essa coisa deveria consistir

---

[40] Pode ser uma metodologia corporal ou mental; pode ser devocional ou ao contrário; pode ser espiritualista ou não; pode ser algo que se alcance com mantras, ou com meditação, ou com qualquer outra técnica.

[41] O que nós autores escrevemos nos nossos livros pode ser a fundamentação do Yôga segundo o Sámkhya ou segundo o Vêdánta; pode ser a história, a nomenclatura, as regras, a casuística, as opiniões do autor; pode ser a "teoria da prática"; ou, até mesmo, as mesclas que alguns escritores fazem com outras coisas que nada têm a ver com o Yôga. Existe muita salada mista nos livros que pretendem dissertar sobre o tema.

[42] Quem disse que essa é a meta? Quem afirmou isso foi o codificador do Yôga Clássico, o sábio Pátañjali, em sua obra do século III antes de Cristo. É o fim último a ser alcançado. Por quê? Porque a meta é a expansão da consciência que proporciona o autoconhecimento.

apenas em uns contorcionismos exóticos e uns relaxamentos. Achavam que não tinha nada que interferir com o comportamento.

Então, por uma sincronicidade que contarei mais adiante, surgiu, oficialmente, na França, o DeRose Method[43]. A partir de então, como era outro produto cultural, as pessoas não só aderiram às atividades sociais como também manifestaram sua alegria por elas existirem nas nossas escolas. Como assim, outro produto? Não mudamos apenas o nome e continuamos ensinando a mesma coisa? Não!

Eu ensinei Yôga desde antes de você nascer
Talvez, desde antes de o seu pai nascer.

Fui um dos introdutores do Yôga no Brasil (1960), um dos primeiros autores (1969), uma das primeiras escolas (1964), o primeiro a introduzir o Yôga nas faculdades (1976), o primeiro a introduzir o Yôga nas universidades federais e PUCs (1979), promovemos o primeiro curso superior de Yôga, sequencial, numa Universidade Estadual (2008). Sou o mais antigo, ainda vivo, dos professores e escritores de Yôga do Brasil. Ao longo de 25 anos de viagens de estudos à Índia – onde aprofundei o conhecimento do Yôga tradicional nos Himálayas – e mais de 50 anos de magistério no Brasil e noutros países. Creio que isso me torna merecedor da sua consideração.

Com toda essa carga de experiência, meu método de Yôga foi evoluindo e se transformando noutra coisa. Por isso, quando meus colegas de outras correntes começaram a me alertar que aquilo já não era mais Yôga, era outra coisa, eu concordei. Coincidentemente, uma das nossas escolas em Paris pediu para não usar mais o nome de Yôga. Pediu para usar o meu nome, que é francês. Assim, surgiu na França, la Méthode DeRose. Dali, o Método foi para a Inglaterra, onde recebeu o nome DeRose Method, o qual se tornou a marca internacional. Portanto, está com a razão quem afirma que o DeRose Method não é Yôga. Não é mesmo.

Durante toda essa trajetória de mais de meio século e vinte livros escritos, nós não falávamos de DeRose Method. Começamos a mencioná-lo, em torno de 2006. Quem se referia ao "Método DeRose", eram os

---

[43] Na França, surgiu com o nome de Méthode DeRose.

professores e praticantes de outras modalidades. De fato, foram eles que nos incentivaram a utilizar a marca que surgiu em Paris. A partir de 2008 fomos importando aos poucos esse nome para o Brasil.

DeRose Method não é Yôga com outro nome
Não adianta trocar seis por meia dúzia

Cruzei meu Rubicão. *Alea jacta est*. Hoje, já não atuo mais na área profissional de Yôga. Atualmente trabalho com o DeRose Method. Será que o Método é Yôga com outro nome? Não. DeRose Method é outra coisa. Vou demonstrar o que acabo de dizer.

Por definição, "Yôga é qualquer metodologia <u>estritamente prática</u> que conduza ao samádhi". Ora, o DeRose Method transcendeu o "estritamente prático". No momento em que os conceitos de reeducação comportamental ocupam mais de 80% do tempo do praticante durante o seu dia, restam menos de 20% para a prática regular convencional. Logo, o Método <u>não é estritamente prático</u>. Consequentemente, não é Yôga.

Não abandonei o Yôga. Ele está preservado intacto no setor de técnicas. Mas o segmento profissional em que nos inserimos já não é mais restrito a essa filosofia, nem está mais sujeito aos estereótipos que lhe foram impostos pela opinião pública ocidental. Ao nosso acervo acrescentamos um formidável patrimônio de conceitos comportamentais aplicáveis ao mundo real do praticante: à sua profissão, à sua faculdade, ao seu esporte, à sua família, ao seu relacionamento afetivo.

Quando surgiu o DeRose Method

Ocorreu uma lenta transição – de quase 50 anos – do trabalho com Yôga para o trabalho com o Método. Podemos declarar que o DeRose Method foi importado da França porque foi nesse país que primeiro começou a ser utilizado como marca. Dali, foi para a Inglaterra, depois para Portugal e, só então, para o Brasil, onde chegou **como marca** em 2008.

O DeRose Method não serve como terapia

O Método <u>não é recomendado</u> aos portadores de problemas psicológicos, psiquiátricos ou neurológicos. Também não é indicado para crianças, nem para idosos, nem para gestantes, nem para enfermos.

Nossa rede all over the world

Centenas de escolas independentes adotam o DeRose Method em vários estados do Brasil (no Sul, Sudeste, Norte, Nordeste e Centro-Oeste), França (três em Paris), Inglaterra (duas em Londres), Escócia, Itália (Roma e Milano), Espanha (Madrid e Barcelona), Portugal (várias no Porto e Lisboa), enfim, na maioria dos países da Europa Ocidental e também nos Estados Unidos (duas escolas em New York e uma no Hawaii), Chile, Argentina (Buenos Aires, Córdoba, Mendoza, Bariloche) etc. Se você estiver inscrito em qualquer uma das Unidades Credenciadas, terá o direito de frequentar diversas outras quando em viagem (conveniência esta sujeita à disponibilidade de vaga), desde que comprove estar em dia com a sua unidade de origem e apresente os documentos solicitados.

Fora os países acima, onde temos escolas, também há outros em que não contamos com unidades certificadas, mas temos instrutores nossos que ainda não podem usar a marca.

Quem pode ensinar o Método

O Método, em si, qualquer pessoa pode compartilhar e, de fato, é o que fazem os nossos alunos aos seus familiares e amigos. No entanto, só está autorizado a utilizar o Nome e a Marca **DeRose Method®** ou **Método DeRose®** quem tiver sido aprovado nessa modalidade pela Federação do seu estado ou país, desde que esteja revalidado por ela (Federação), quite com a supervisão e com a monitoria, e que seja vinculado a uma Unidade Certificada pelo Diretório Central do DeRose Method para utilizar essa marca registrada.

Noutras palavras, a divulgação dos conceitos comportamentais que preconizamos pode e deve ser feita por qualquer praticante ou simpatizante. Mas ninguém pode declarar em seu site, blog ou redes sociais, impressos, cartazes, letreiros, nem mesmo verbalmente que ensina o DeRose Method, a menos que seja Empreendedor do DeRose Method, formado, revalidado e vinculado a uma entidade certificada para a utilização de dita Marca. A certificação é válida por um ano.

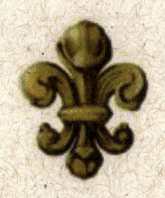

Histórico e trajetória do Autor no Yôga
Um registro histórico do Yôga no Brasil
Texto resumido.

Em 1960, DeRose começou a lecionar gratuitamente numa conhecida sociedade filosófica, tornando-se assim um dos primeiros professores de Yôga do Brasil.

Em 1964, fundou o Instituto Brasileiro de Yôga, no qual conseguiu conceder centenas de bolsas de estudo, mantendo mais da metade dos alunos em regime de gratuidade total de 1964 a 1975.

Em 1969, publicou o primeiro livro (**Prontuário de Yôga Antigo**), que foi elogiado pelo próprio Ravi Shankar, pela Mestra Chiang Sing e por outras autoridades.

Em 1974, viajou por todo o país ministrando cursos e percebeu que a maior parte dos professores era constituída por gente muito boa e que estava ansiosa por acabar com a desunião reinante entre aqueles que pregavam a paz e a tolerância. Estavam todos querendo que surgisse uma instituição que os congregasse e conciliasse. Pediu que esperassem sua volta da Índia para fundar o movimento de união de todas as modalidades.

Em 1975, foi à Índia pela primeira vez. Retornaria aos Himályas durante 24 anos. Estudou com Krishnánanda, Nádabrahmánanda, Turyánanda, Muktánanda, Yôgêndra, Dr. Gharote e outros. Segundo os hindus, eles foram os últimos Grandes Mestres vivos, os derradeiros representantes de uma tradição milenar em extinção. Quando voltou da primeira viagem à Índia, sentiu muito mais força, agora investido da bênção dos Mestres e do poder milenar dos Himályas. Com essa energia fundou a União Nacional de Yôga, a primeira entidade a congregar instrutores e escolas de todas as modalidades de Yôga, sem discriminação. Foi a União Nacional de Yôga que desencadeou o movimento de união, ética e respeito mútuo entre os profissionais dessa área de ensino. Desencadeou uma grande corrente de apoio por parte dos colegas de diversos ramos de Yôga. Isso coincidiu com a cessação dos exames pela Secretaria de Educação do Estado da Guanabara, o que, forçosamente, levantou o outro braço da balança, projetando o Prof. DeRose como preparador dos futuros instrutores. Estava sendo lançada a sementinha da Primeira Universidade de Yôga do Brasil, que surgiria duas décadas depois, em 1994.

A partir da década de 1970, introduziu os **Cursos de Extensão Universitária para a Formação de Instrutores de Yôga** em praticamente todas as Universidades Federais, Estaduais e Católicas do Brasil, daquela época.

Em 1978, o Prof. DeRose liderou a campanha pela criação e divulgação do **Primeiro Projeto de Lei visando à Regulamentação da Profissão de Professor de Yôga**, o qual despertou viva movimentação e acalorados debates de Norte a Sul do país.

Em 1980, começou a ministrar cursos na própria Índia e a lecionar regularmente para instrutores de Yôga na Europa (o primeiro curso havia sido em Paris, 1975).

Em 1982, realizou o **Primeiro Congresso Brasileiro de Yôga**. Ainda em 82, lançou o primeiro livro voltado especialmente para a orientação de instrutores, o *Guia do Instrutor de Yôga*; e a primeira tradução do *Yôga Sútra de Pátañjali*, a mais importante obra do Yôga Clássico, já feita por professor de Yôga brasileiro.

Em 1994, completando 20 anos de viagens à Índia, fundou a **Primeira Universidade de Yôga do Brasil** e a **Universidade Internacional de Yôga** em Portugal.

Em 1997, DeRose lançou os alicerces do **Conselho Federal de Yôga** e do **Sindicato Nacional dos Profissionais de Yôga**. Pouco depois, retirou-se e entregou a direção do Conselho aos colegas de outras modalidades de Yôga a fim de tranquilizá-los no sentido de que não pretendia ser presidente dessa instituição e muito menos usá-la para benefício próprio.

Em 1998, DeRose foi citado nos Estados Unidos por Georg Feuerstein no livro *The Yoga Tradition*.

Em 2000, vários pensamentos de DeRose são citados no livro *Duailibi das Citações*, do publicitário Roberto Duailibi, da DPZ.

Em 2002, abandonou qualquer participação ativa na luta pela regulamentação. Tomou essa decisão para que os colegas de outras linhas de Yôga, Yóga, Yoga ou ioga ficassem bem à vontade para assumir a liderança e decidir, eles mesmos, como querem que seja realizada a tão importante regulamentação da profissão de instrutor de Yôga.

Em 2003, DeRose foi referido novamente por Georg Feuerstein no livro *The Deeper Dimension of Yoga*, Shambhala Publications, Inc.

Em 2007, publicou a obra mais completa sobre esta filosofia em toda a História: o primeiro *Tratado de Yôga* escrito no mundo, com cerca de mil páginas e mais de duas mil fotografias.

Em 2009, DeRose é citado no livro *Paris Yoga*, de Lionel Paillès, Editora Parigramme.

Em 2009, DeRose é citado pela revista *Time Out*, de New York.

Em 2010, DeRose é citado diversas vezes no livro *Lei de Diretrizes e Bases da Educação Nacional*, do Prof. Dr. Hamurabi Messeder.

Em 2010 recebeu o título de Professor **Doutor** *Honoris Causa* pela Faculdade de Ciências Sociais de Florianópolis.

Em 2011, DeRose é citado em uma extensa reportagem do jornal londrino *Evening Standard* de 23 de fevereiro de 2011, sobre o crescimento do DeRose Method na Inglaterra.

No Brasil, por lei estadual, a data do aniversário do Mestre DeRose, 18 de fevereiro, foi instituída como o **Dia do Yôga** em **14 ESTADOS**: São Paulo, Rio de Janeiro, Paraná, Santa Catarina, Rio Grande do Sul, Minas Gerais, Bahia, Mato Grosso, Mato Grosso do Sul, Pará, Goiás, Piauí, Ceará e mais o Distrito Federal.

Atualmente, DeRose comemora mais de 30 livros escritos, publicados em vários países e mais de um milhão de exemplares vendidos. Por sua postura avessa ao mercantilismo, conseguiu o que nenhum autor obtivera antes do seu editor: a autorização para permitir *free download* de vários dos seus livros pela internet em português, espanhol, alemão e italiano, e disponibilizou dezenas de *webclasses* gratuitamente no *site* **www.MetodoDeRose.org**, *site* esse que não vende nada.

Todas essas coisas foram precedentes históricos. Isso fez de DeRose o mais citado e, sem dúvida, o mais importante escritor do Brasil na área de autoconhecimento, pela energia incansável com que tem divulgado a filosofia hindu nos últimos mais de 50 anos em livros, jornais, revistas, rádio, televisão, conferências, cursos, viagens e formação de novos instrutores. Formou mais de 10.000 bons instrutores e ajudou a fundar milhares de espaços de cultura, associações profissionais, Federações, Confederações e Sindicatos. Hoje tem sua obra expandida por: Argentina, Chile, Portugal, Espanha, França, Inglaterra, Escócia, Itália, Luxemburgo, Indonésia, Estados Unidos etc.

FORA DO AMBIENTE DO YÔGA

RECONHECIMENTO PELAS INSTITUIÇÕES CULTURAIS E HUMANITÁRIAS, Assembléia Legislativa, Governo do Estado, Defesa Civil, Câmara Municipal, Exército Brasileiro, Polícia Militar, Rotary, Associação Paulista de Imprensa, Câmara Brasileira de Cultura, Ordem dos Parlamentares do Brasil, OAB, ABFIP ONU etc.

Comemorando 40 anos de carreira no ano 2000, recebeu em 2001 e 2002 o reconhecimento do título de **Mestre** (não-acadêmico) e **Notório Saber** pela FATEA – Faculdades Integradas Teresa d'Ávila (SP), pela Universidade Lusófona, de Lisboa (Portugal), pela Universidade do Porto (Portugal), pela Universidade de Cruz Alta (RS), pela Universidade Estácio de Sá (MG), pela Universidade Estácio de Sá (SC), pelas Faculdades Integradas Coração de Jesus (SP), pela Câmara Municipal de Curitiba (PR).

Em 2001 recebeu da Sociedade Brasileira de Educação e Integração a Comenda da Ordem do Mérito de Educação e Integração.

Em 2003 recebeu outro título de Comendador, agora pela Academia Brasileira de Arte, Cultura e História.

Em 2004 recebeu o grau de Cavaleiro, pela Ordem dos Nobres Cavaleiros de São Paulo, reconhecida pelo Comando do Regimento de Cavalaria Nove de Julho, da Polícia Militar do Estado de São Paulo.

Em 2006 recebeu a Medalha Tiradentes pela Assembléia Legislativa do Estado do Rio de Janeiro e a Medalha da Paz, pela ABFIP ONU. No mesmo ano, recebeu o reconhecimento do título pela Câmara Brasileira de Cultura, pela Universidade Livre da Potencialidade Humana e o Diploma do Mérito Histórico e Cultural no grau de Grande Oficial. Foi nomeado Conselheiro da Ordem dos Parlamentares do Brasil.

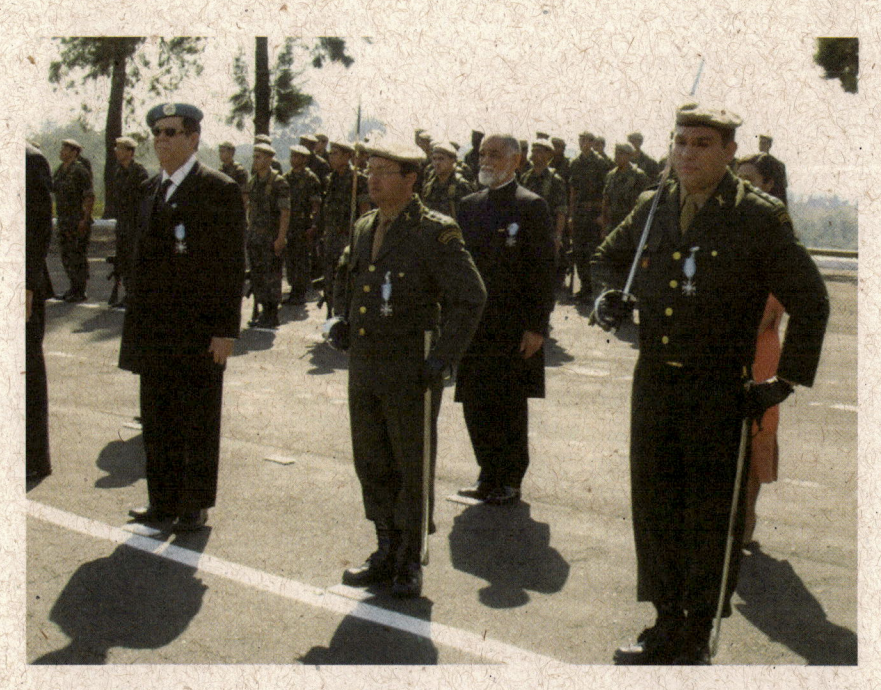

Comendador DeRose recebendo a Medalha da Paz, da ABFIP ONU, em 2006.

Em 2008 recebeu a Láurea D. João VI em comemoração pelos 200 anos da Abertura dos Portos. No seu aniversário, dia 18 de fevereiro, recebeu da Câmara Municipal o título de Cidadão Paulistano. Em março, foi agraciado pelo Governador do Estado de São Paulo com o Diploma Omnium Horarum Homo, da Defesa Civil. Neste ano, recebeu também a Cruz da

Paz dos Veteranos da Segunda Guerra Mundial, a Medalha do Mérito da Força Expedicionária Brasileira, a Medalha MMDC pelo Comando da Polícia Militar do Estado de São Paulo, a Medalha do Bicentenário dos Dragões da Independência do Exército Brasileiro e a Medalha da Justiça Militar da União.

Em novembro de 2008 foi nomeado Grão-Mestre Honorário da Ordem do Mérito das Índias Orientais, de Portugal.

Em virtude das suas atuações nas causas sociais e humanitárias, no dia 2 de dezembro, recebeu uma medalha da Associação Paulista de Imprensa. No dia 4 de dezembro, foi agraciado com a medalha Sentinelas da Paz, pelos Boinas Azuis da ONU de Joinville, Santa Catarina. No dia 5 de dezembro, recebeu, na Câmara Municipal de São Paulo a Cruz do Reconhecimento Social e Cultural. No dia 9 de dezembro, recebeu no Palácio do Governo a medalha da Casa Militar, pela Defesa Civil, em virtude da participação nas várias Campanhas do Agasalho do Estado de São Paulo e na mobilização para auxiliar os desabrigados da tragédia de Santa Catarina. No dia 22 de dezembro, recebeu mais um diploma de reconhecimento da Defesa Civil no Palácio do Governo.

Em janeiro de 2009, recebeu o diploma de Amigo da Base de Administração e Apoio do Ibirapuera, do Exército Brasileiro.

Em 2010 recebeu o título de **Professor Doutor *Honoris Causa*** pelo CESUSC – Complexo de Ensino Superior de Santa Catarina, Faculdade de Ciências Sociais de Florianópolis.

DeRose é apoiado por um expressivo número de instituições culturais, acadêmicas, humanitárias, militares e governamentais que reconhecem o valor da sua obra e o tornaram o Mestre de filosofia hindu mais condecorado do Brasil com medalhas, títulos e comendas. Contudo, ele sempre declara:

"As honrarias com que sou agraciado de tempos em tempos tratam-se de manifestações do respeito que a sociedade presta a esta filosofia e ao trabalho de todos os profissionais desta área. Assim, sendo, quero dividir com você o mérito deste reconhecimento."

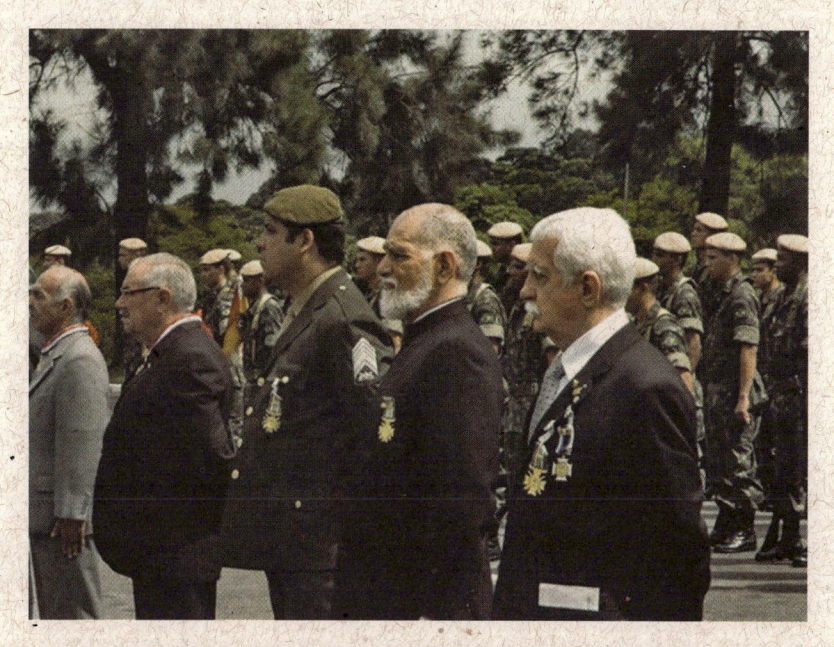

Comendador DeRose recebendo a Medalha Marechal Falconière, em 2007. Na foto, também estão sendo agraciados o Coronel Mendes, do Grande Oriente do Brasil, e o Prior *Knight Grand Cross of Justice* Dr. Benedicto Cortez, da *The Military and Hospitaller Order of Saint Lazarus of Jerusalem*.

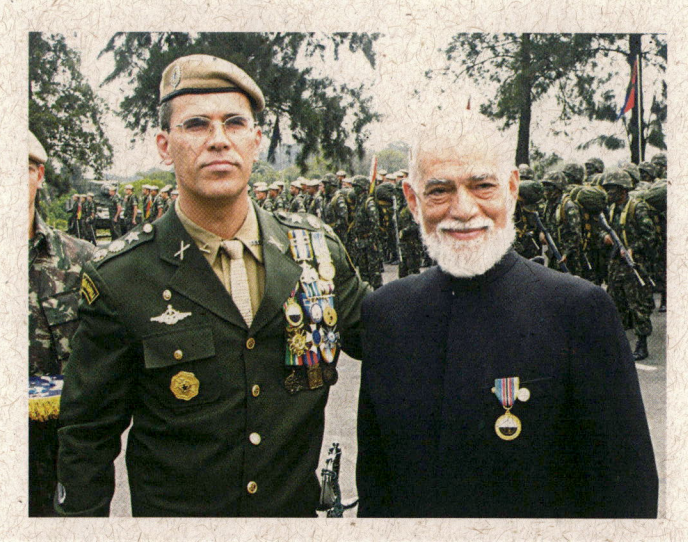

Comendador DeRose recebendo a Medalha Internacional dos Veteranos das Nações Unidas e dos Estados Americanos, em 2007, das mãos do Coronel Lemos.

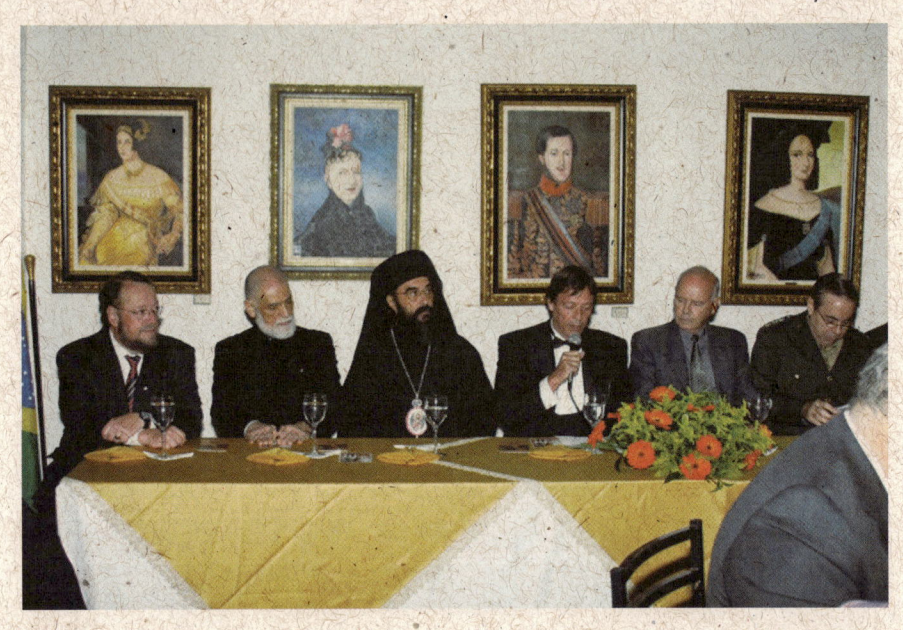

Comendador DeRose no Museu da Marinha do Brasil, recebendo a Láurea D. João VI em comemoração pelos 200 anos da Abertura dos Portos, em 2008.

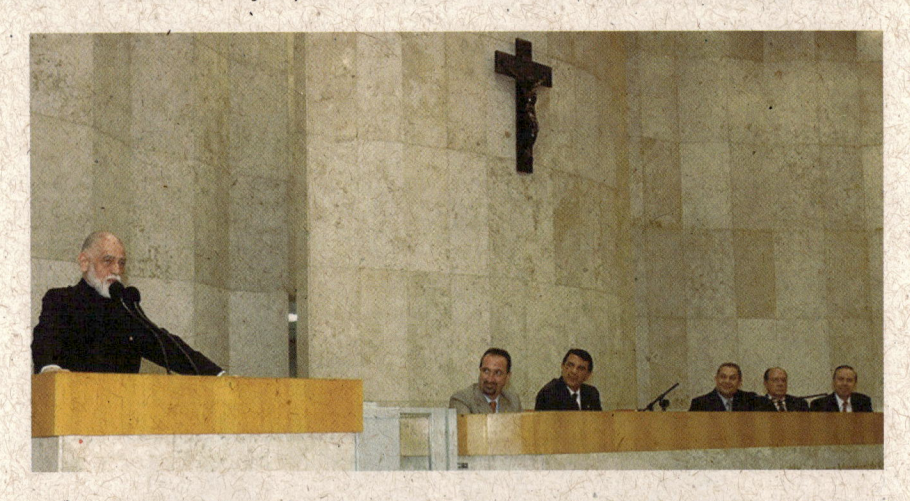

Na Câmara Municipal de São Paulo, o Comendador DeRose recebeu o título de Cidadão Paulistano no dia 18 de fevereiro de 2008. Na foto, da esquerda para a Direita, DeRose, o Presidente do Rotary São Paulo Morumbi, Dr. Gianpaolo Fabiano; o Presidente da Ordem dos Parlamentares do Brasil, Deputado Dr. Dennys Serrano; o Vereador José Rolim; o Presidente da Associação Brasileira das Forças Internacionais de Paz da ONU, Dr. Walter Mello de Vargas; e o Coronel Alvaro Magalhães Porto, Oficial do Estado Maior do Comando Militar do Sudeste.

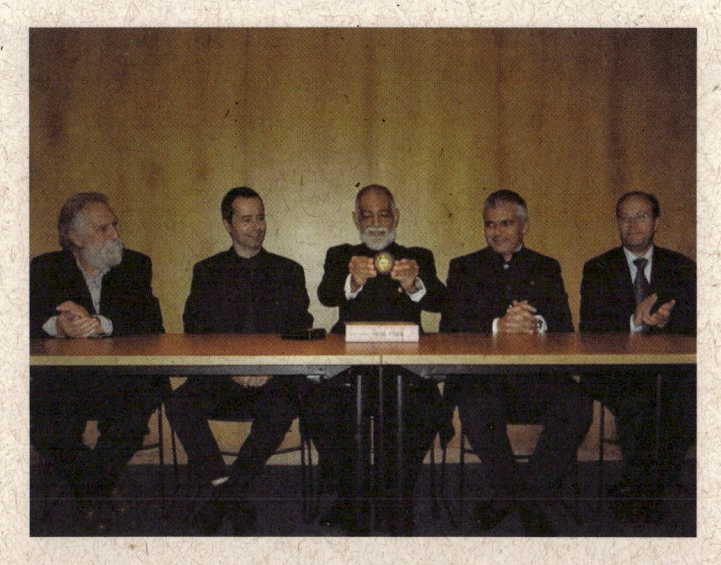

O Comendador recebendo em 2005 a medalha comemorativa pelos 25 anos de DeRose em Portugal. Da esquerda para a direita, o escultor Zulmiro de Carvalho, os professores Luís Lopes, DeRose, António Pereira e o Vereador da Câmara Municipal de Gondomar, Fernando Paulo.

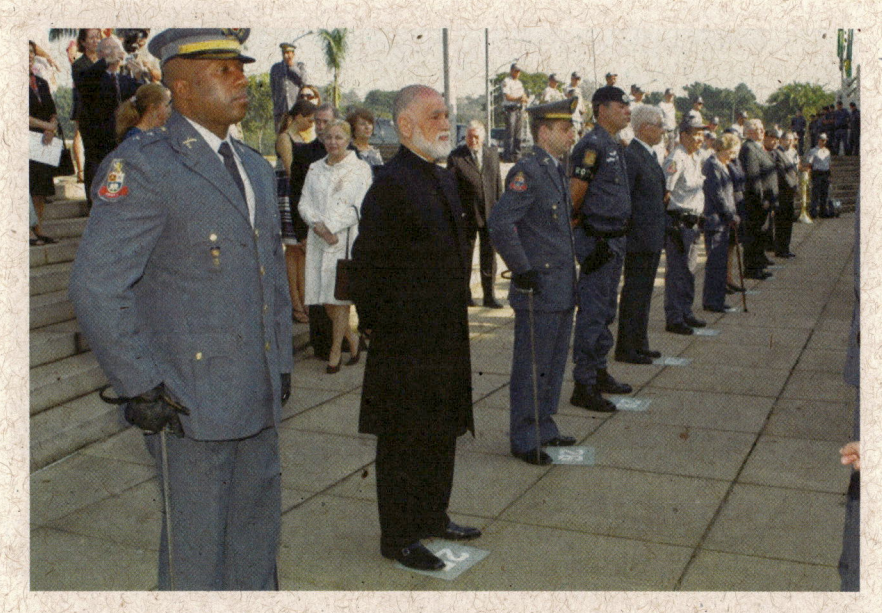

Comendador DeRose na solenidade de recebimento da Medalha MMDC, dos Veteranos de 32, em 2008.

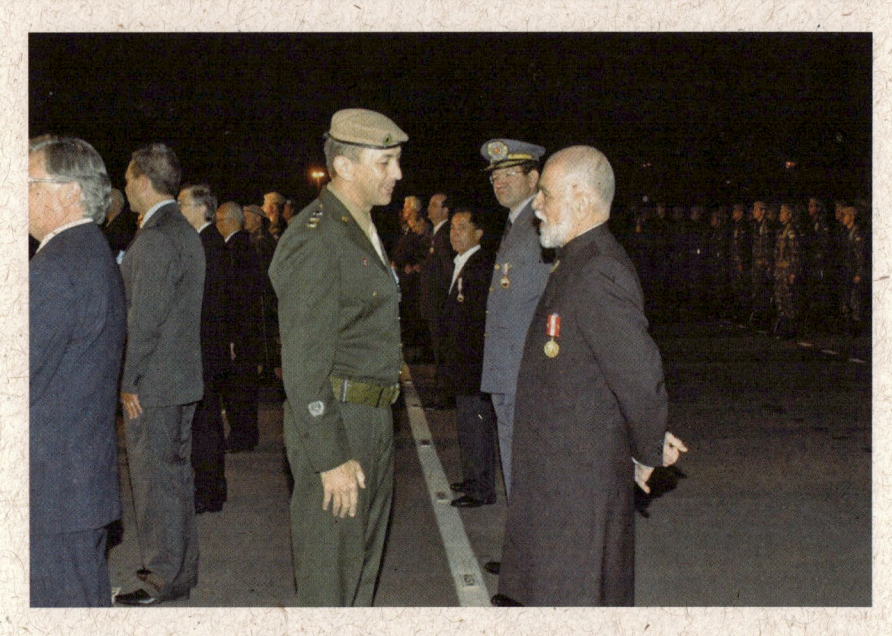

Comendador DeRose recebendo a
Medalha do Bicentenário dos Dragões da Independência, em 2008.

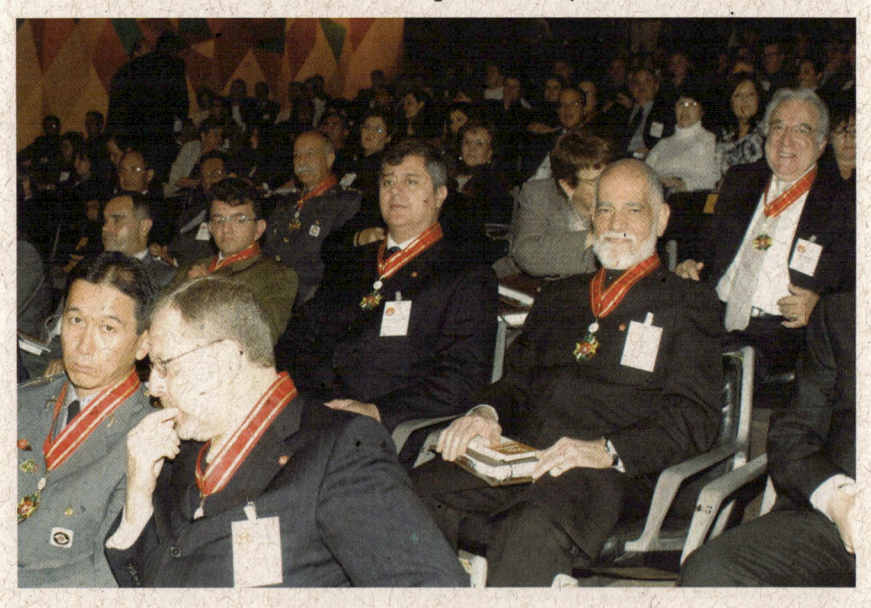

Comendador DeRose, recebendo a Medalha da Justiça Militar da União, em 2008.

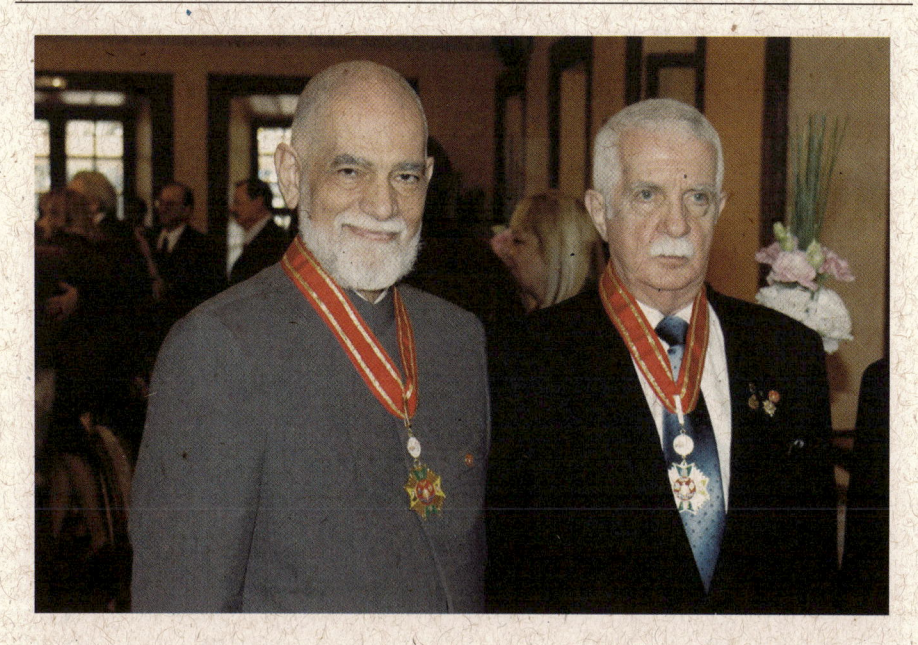

Comendador DeRose com o Prior *Knight Grand Cross of Justice* Dr. Benedicto Cortez, da *The Military and Hospitaller Order of Saint Lazarus of Jerusalem,* ambos com a Medalha da Justiça Militar da União

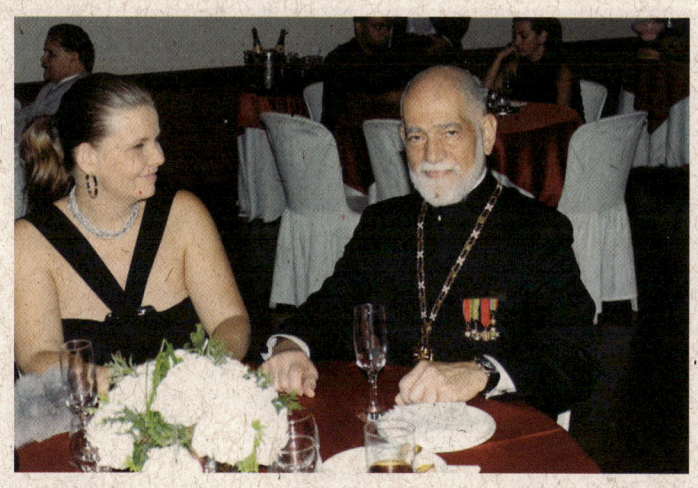

Comendador DeRose, portando o Colar José Bonifácio e outras comendas, com Fernanda Neis, no evento de congraçamento e premiação aos melhores profissionais do ano de 2008, realizado pela Academia Brasileira de Arte, Cultura e História.

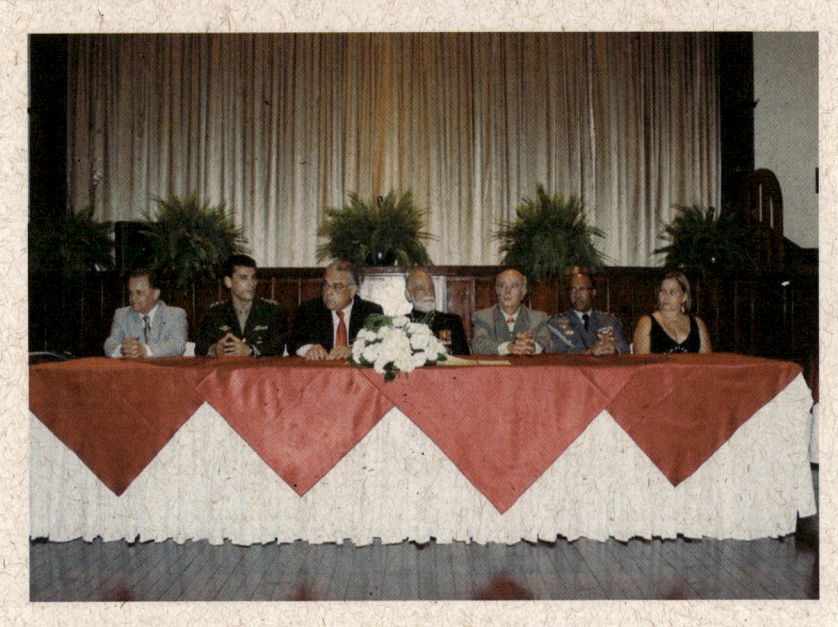

Comendador DeRose presidindo a Mesa de Honra no evento de congraçamento e premiação aos melhores profissionais do ano de 2008.

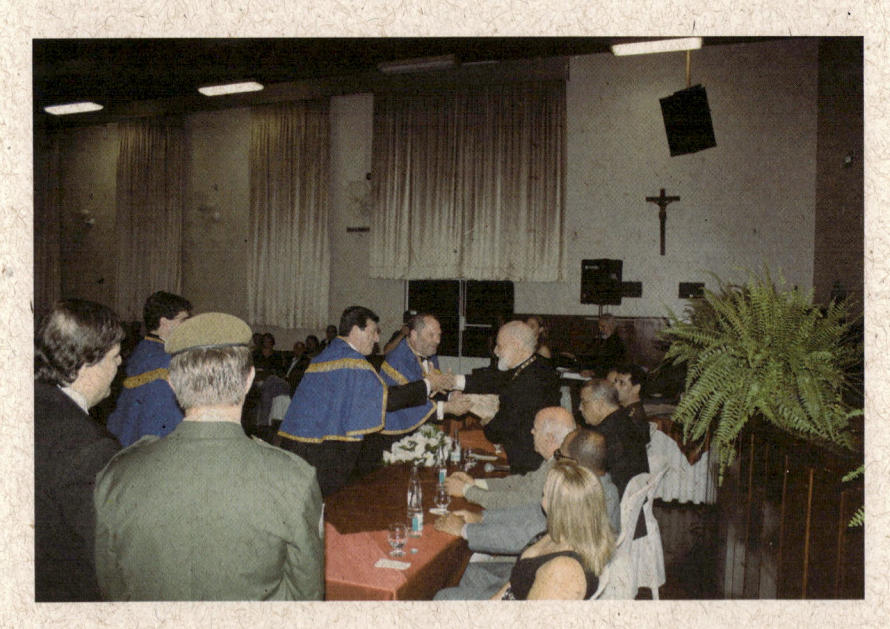

Comendador DeRose recebendo o Diploma de Conselheiro da Academia Brasileira de Arte, Cultura e História

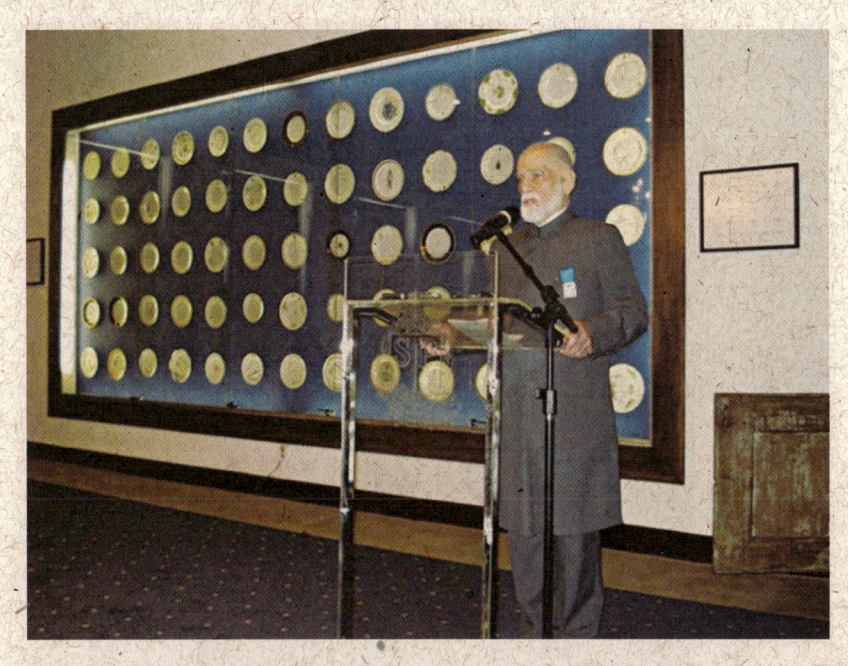

Comendador DeRose discursando no Palácio do Governo, em 2009, após receber a Medalha da Casa Militar, do Gabinete do Governador do Estado de São Paulo.

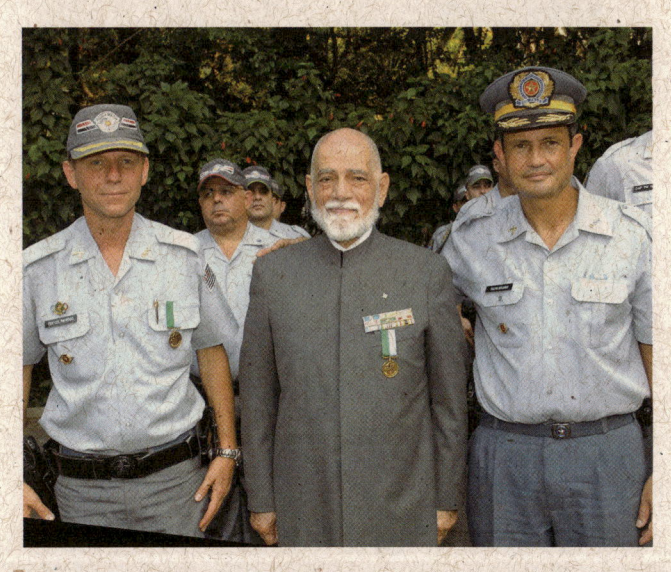

Comendador DeRose recebendo a Medalha do Mérito Ambiental, outorgada pelo Major PM Benjamin, Comandante do 7º. Batalhão de Polícia Militar do Estado de São Paulo.

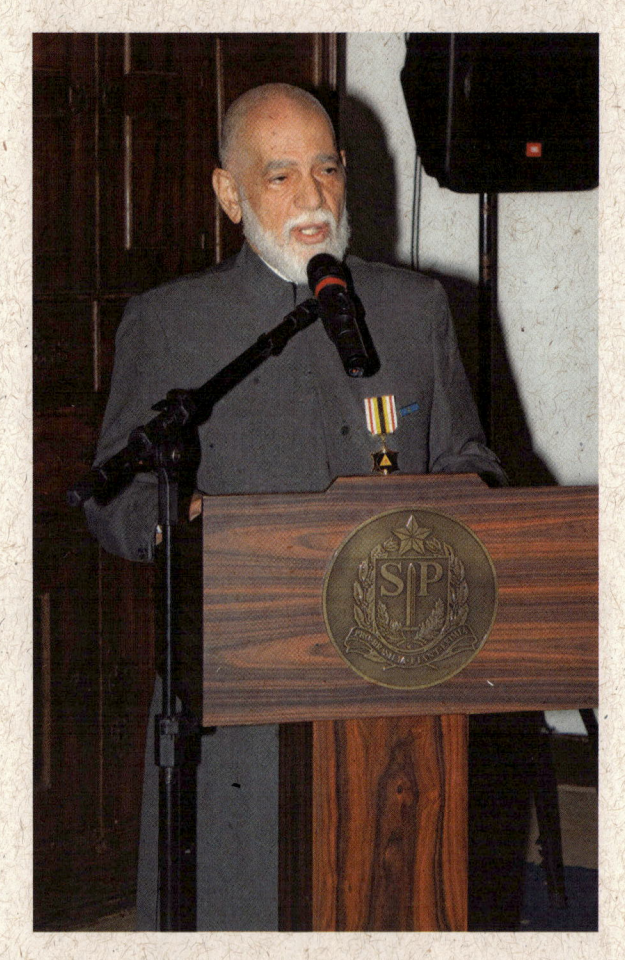

Comendador DeRose discursando novamente no Palácio do Governo, em 2010, após receber a Medalha da Defesa Civil.

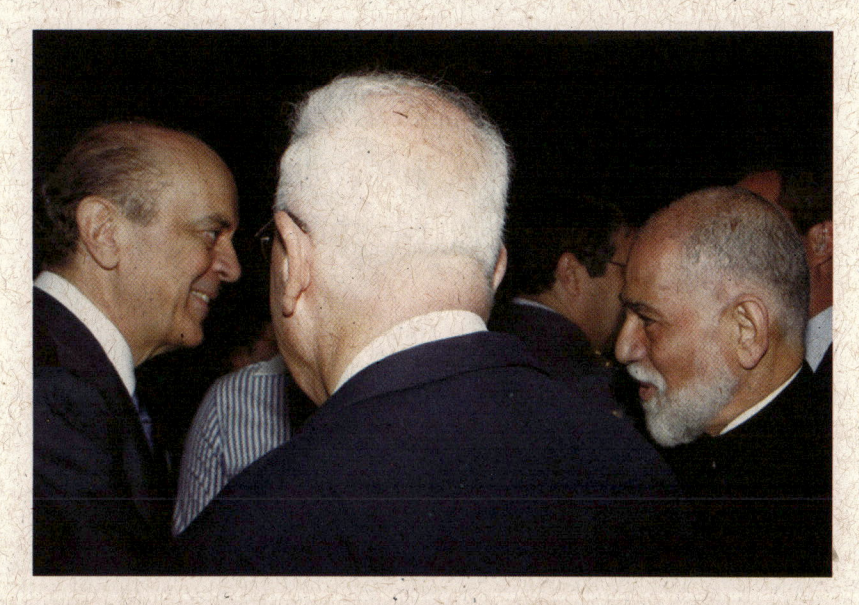

O Governador Serra, do Estado de São Paulo, cumprimentando o Comendador DeRose após agraciá-lo com o Diploma **Omnium Horarum Homo** pelo "seu comprometimento com a causa humanitária".

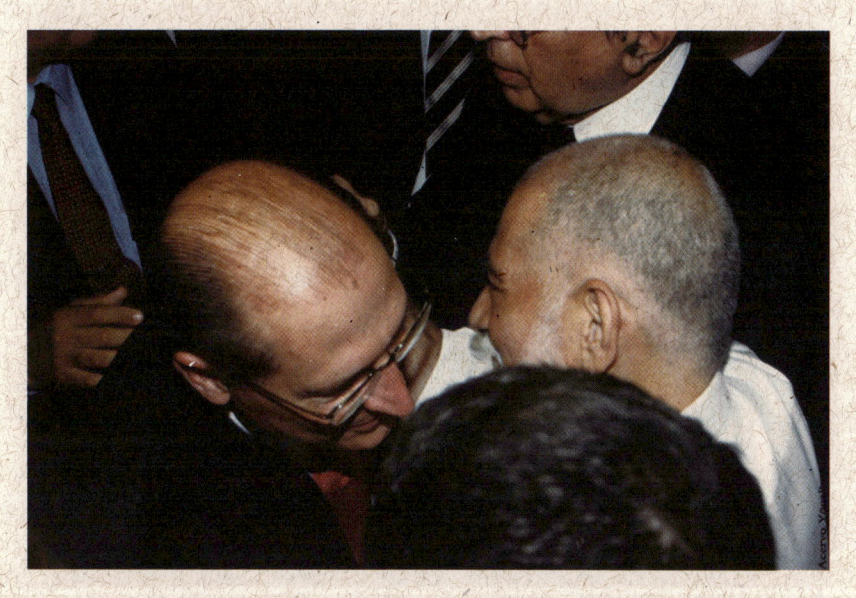

Comendador DeRose com o Governador Dr. Geraldo Alckmin, do Estado de São Paulo.

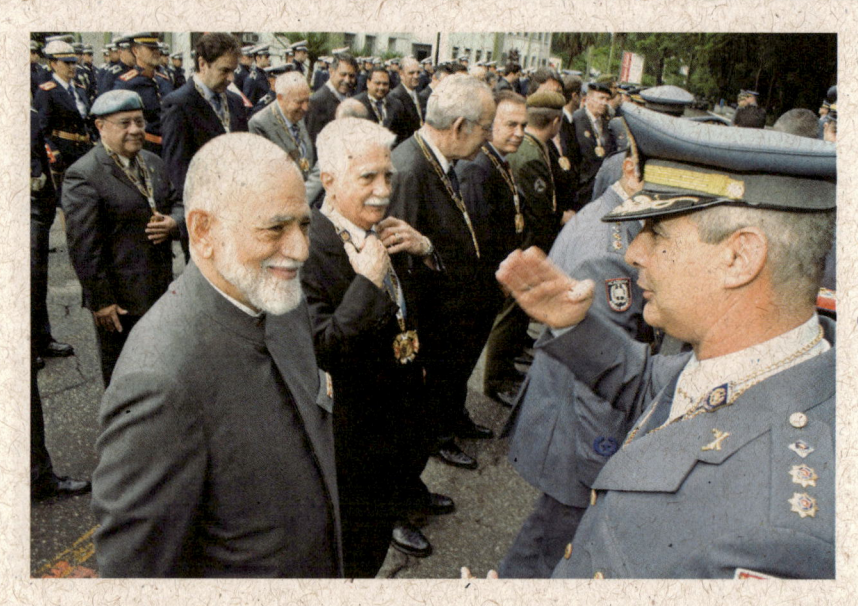

Comendador DeRose recebendo das mãos do Comandante PM Telhada a Medalha da Academia Militar do Barro Branco, em 25 de novembro de 2009. Ao lado, o Prior *Knight Grand Cross of Justice* Dr. Benedicto Cortez, da *The Military and Hospitaller Order of Saint Lazarus of Jerusalem. Atrás,* o Digníssimo Senhor Presidente da ABFIP ONU Dr. Walter Mello de Vargas. Perfiladas, outras autoridades.

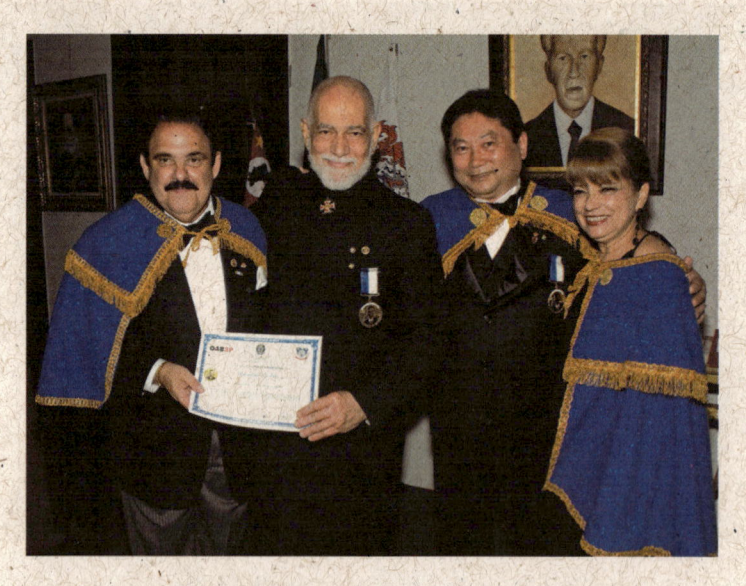

Comendador DeRose recebendo medalha da OAB
(Medalha Prof. Dr. Antonio Chaves da OAB SP)

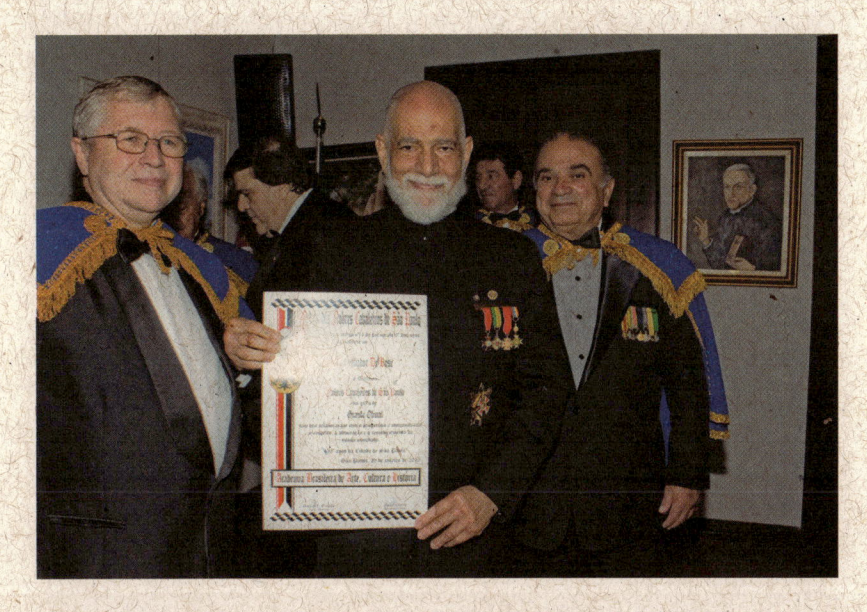

Outorga do grau de Grande Oficial da Ordem dos Nobres Cavaleiros de São Paulo, em 29 de janeiro de 2010.

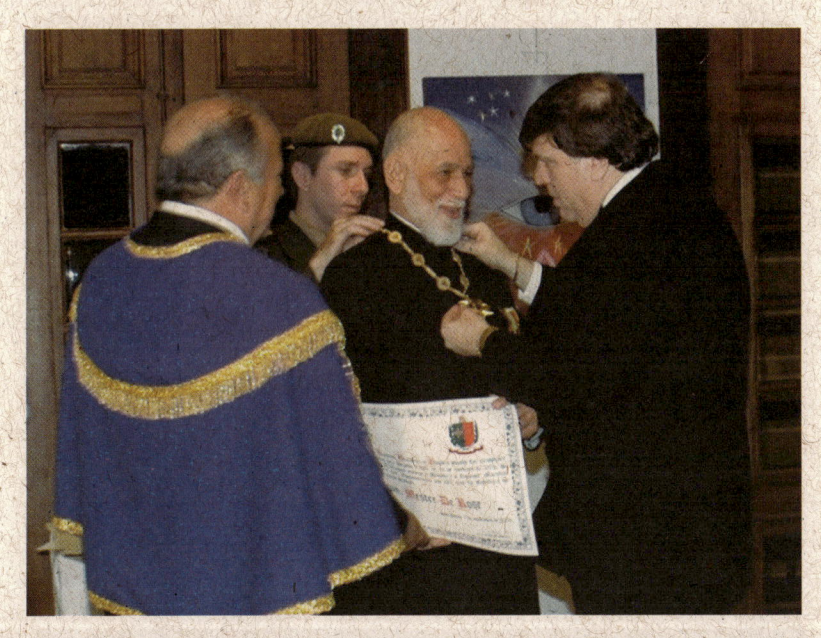

Comendador DeRose recebendo das mãos do Prof. Michel Chelala o Colar Marechal Deodoro da Fonseca, no Polo Cultural da Casa da Fazenda do Morumbi.

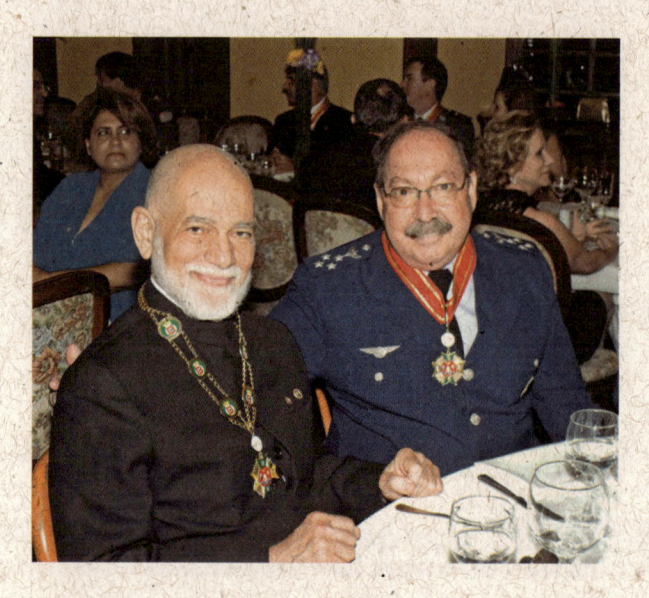

Comendador DeRose laureado com o Colar da Justiça Militar, ao lado do Excelentíssimo Senhor Ten. Brigadeiro-do-Ar Carlos Alberto Pires Rolla, agraciado com a Medalha da Justiça Militar.

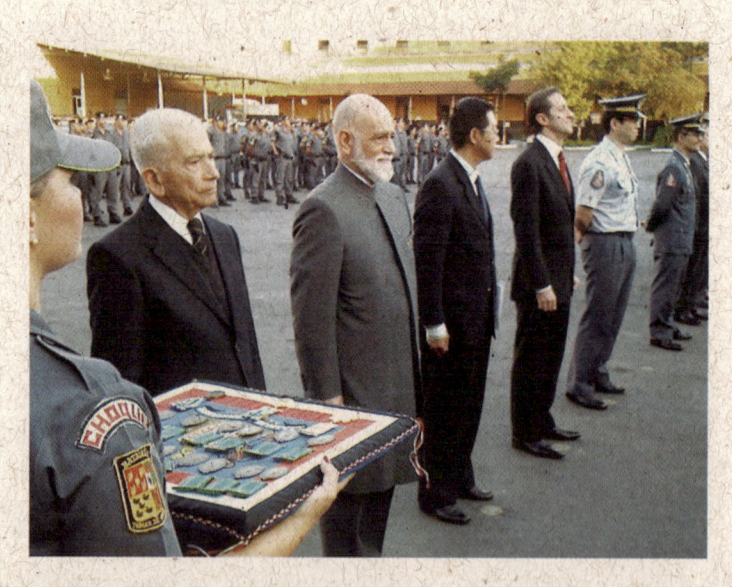

Comendador DeRose no Batalhão Tobias de Aguiar (ROTA), recebendo a "Medalha Brigadeiro Sampaio, Patrono da Infantaria". À direita, o Desembargador Dr. Júlio Araújo Franco Filho; e à esquerda, o Comendador Carlos Yee, da SASDE.

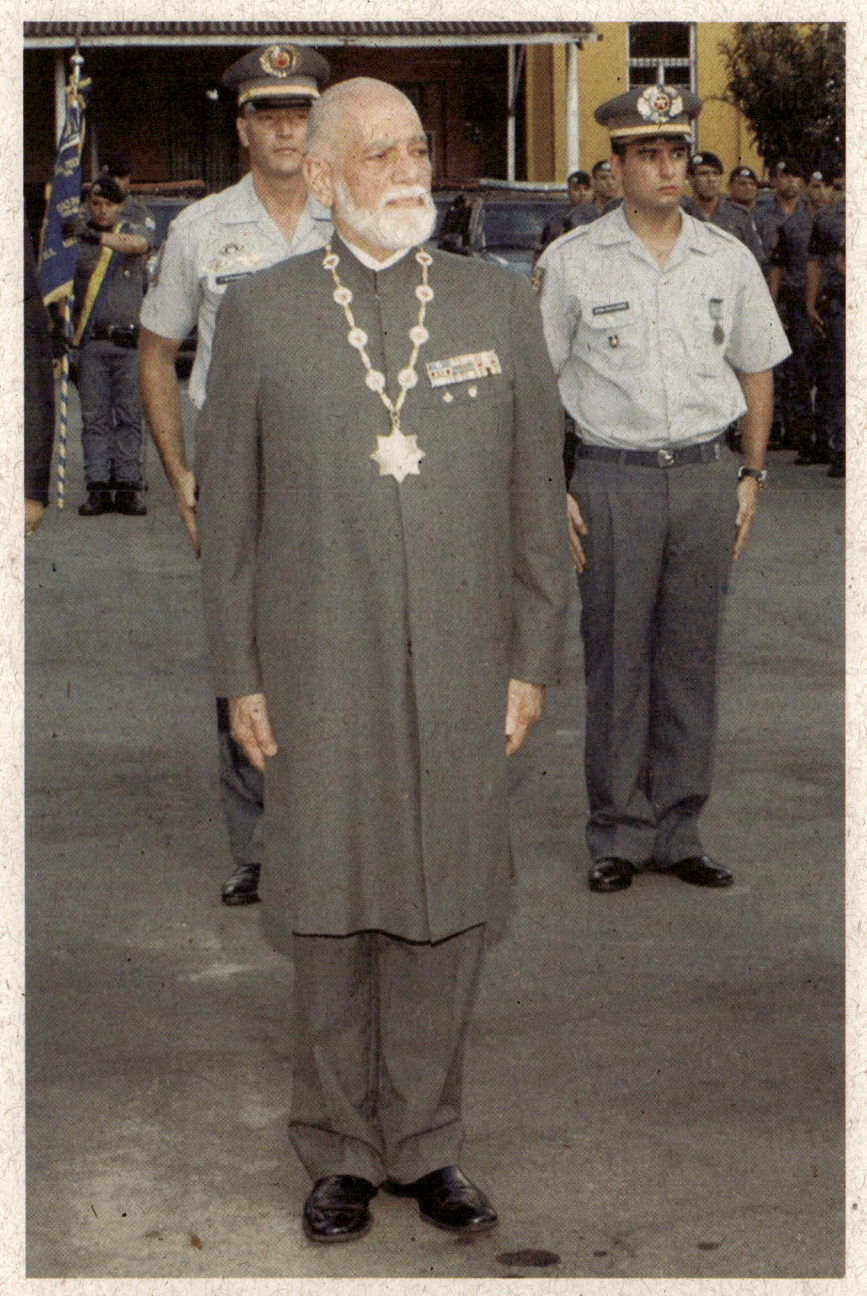

Comendador DeRose sendo agraciado com o Grão-Colar da Ordem dos Nobres Cavaleiros de São Paulo, no 1º. Batalhão de Polícia de Choque da Polícia Militar do Estado de São Paulo.

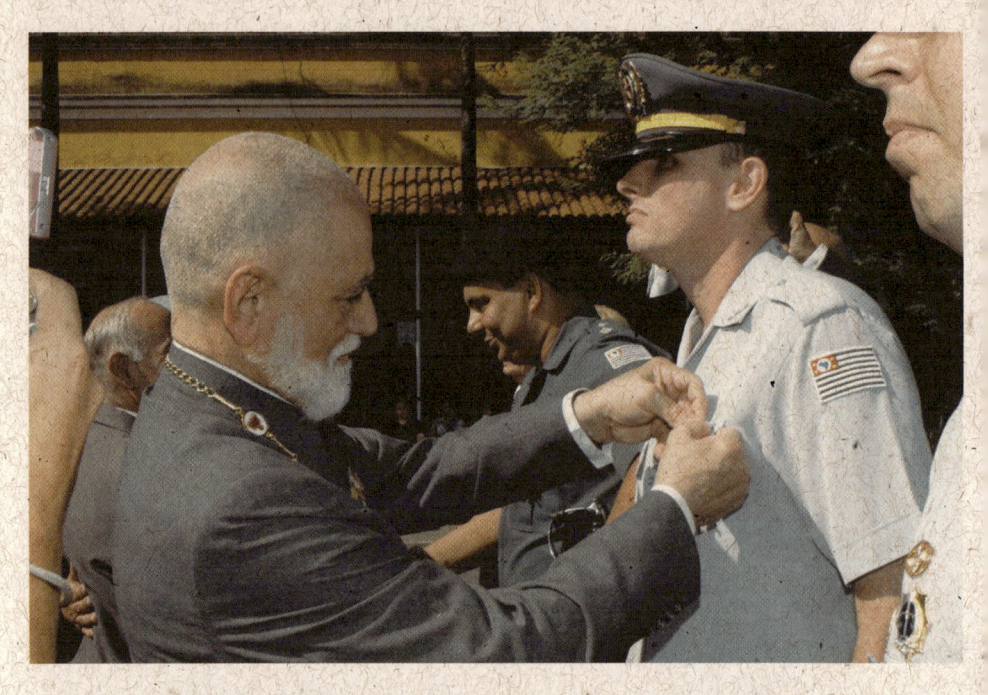

Comendador DeRose condecorando oficiais da Polícia Militar.

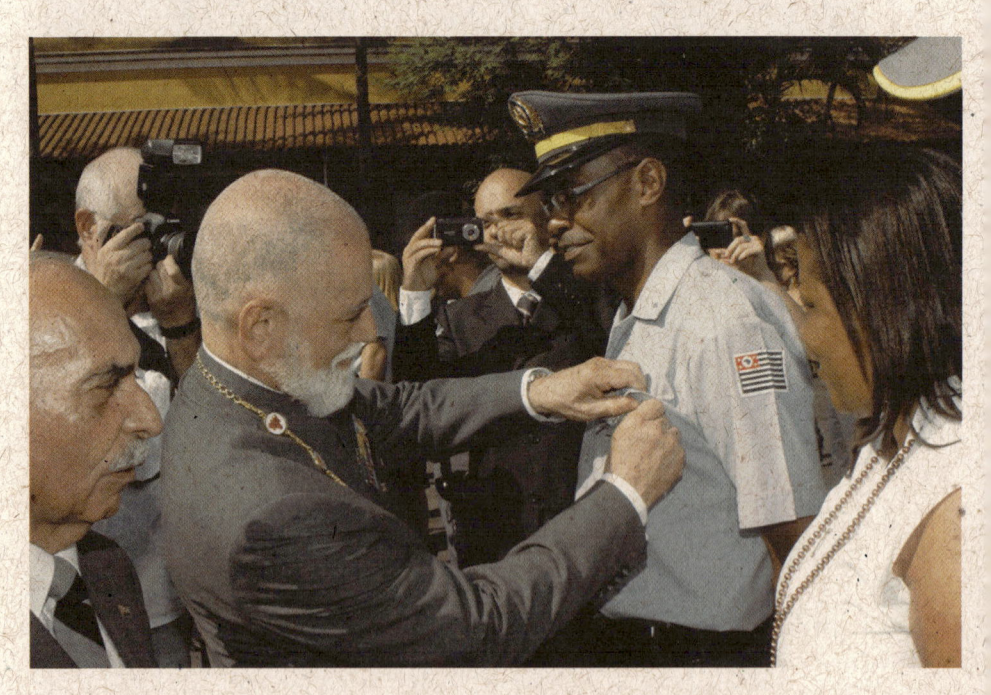

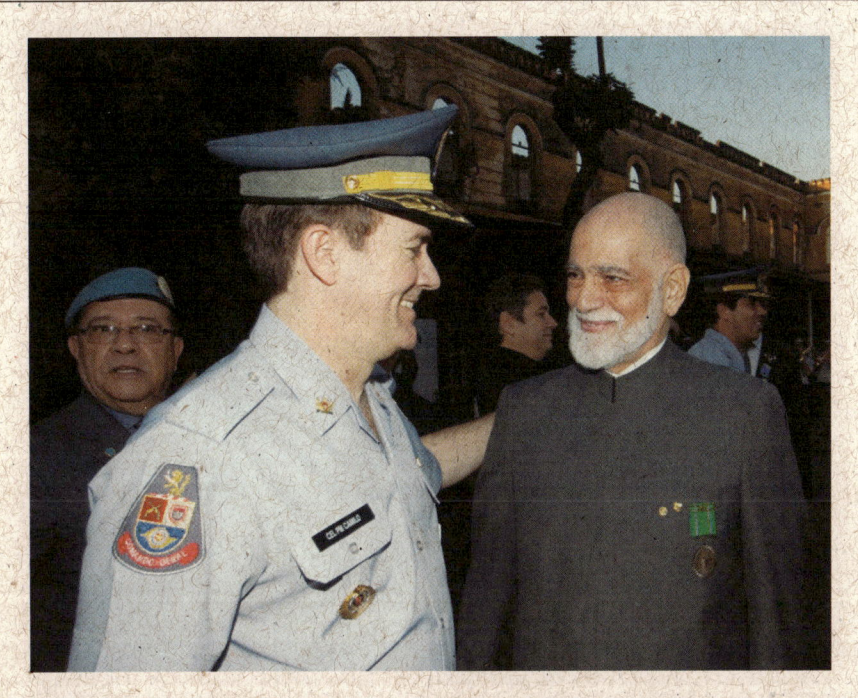

No primeiro plano, o Comandante Geral da Polícia Militar do Estado de São Paulo, Coronel PM Alvaro Batista Camilo, cumprimentando o Comendador DeRose no Batalhão Tobias de Aguiar (ROTA), após a outorga da "Medalha Brigadeiro Sampaio, Patrono da Infantaria". Atrás, à esquerda, o Digníssimo Senhor Presidente da ABFIP ONU, Dr. Walter Mello de Vargas, que concedeu a honraria em 16 de junho de 2010.

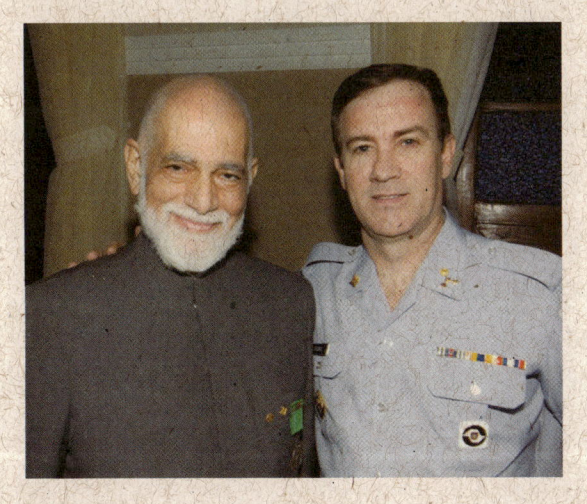

Comandante PM Coronel Camilo, com o Comendador DeRose

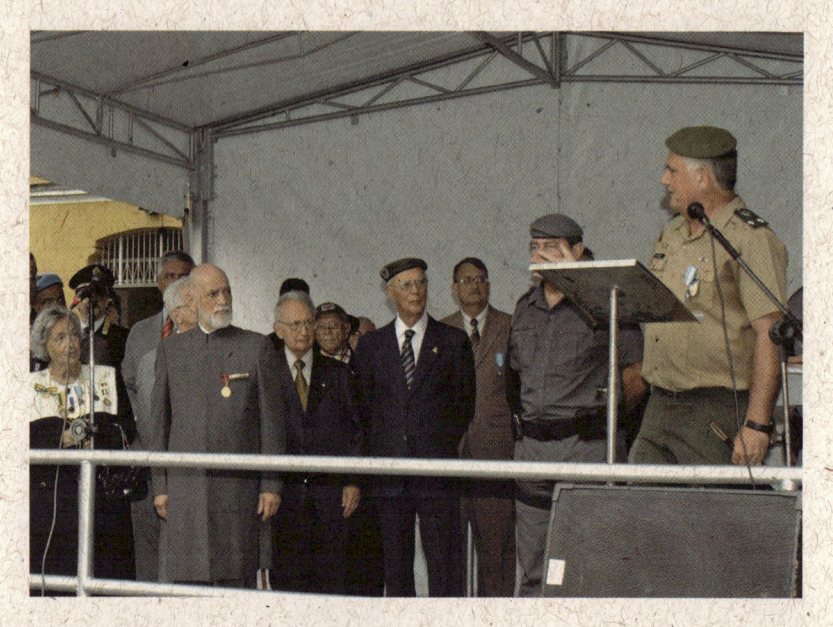

Comendador DeRose quando recebeu a Medalha Marechal Trompowsky, na ROTA. Discursando o General Santini.

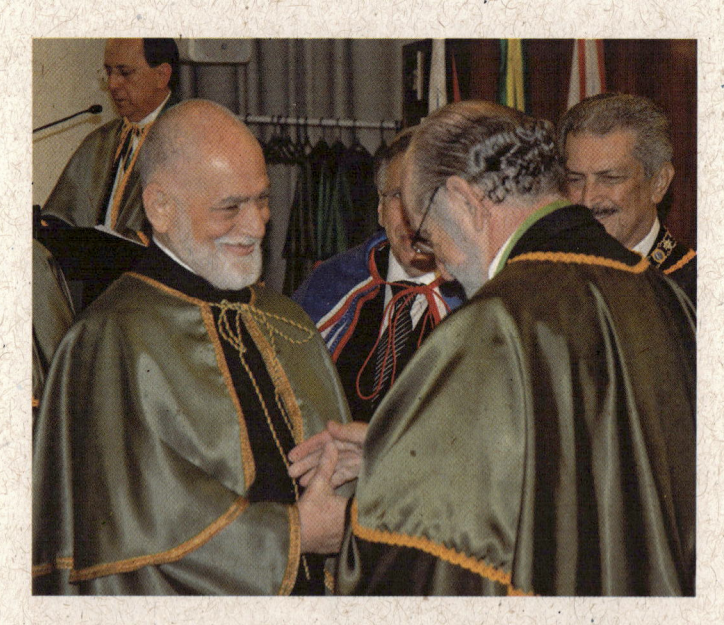

Comendador DeRose recebendo o Grão-Colar da Sociedade Brasileira de Heráldica e Humanística conferido pelo Venerável Grão-Prior Dom Galdino Cocchiaro

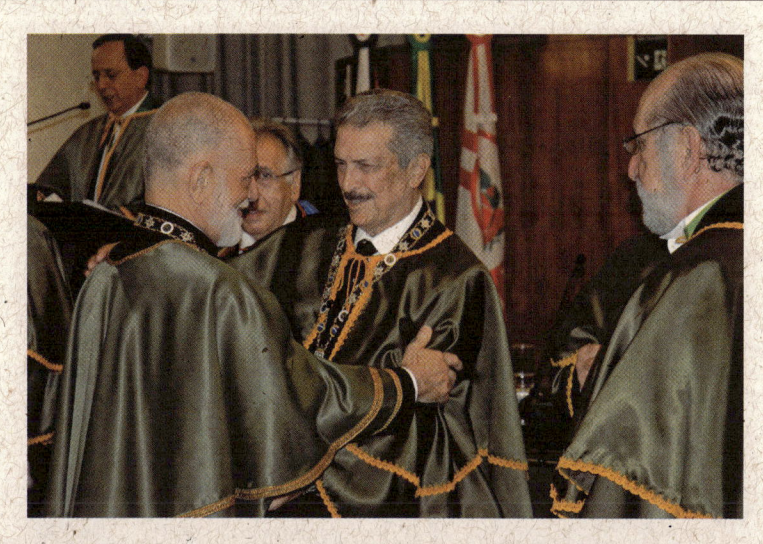

Comendador DeRose recebendo na Câmara Municipal de São Paulo o Grão-Colar da Sociedade Brasileira de Heráldica e Humanística, das mãos do Senador Tuma e sob a tutela do Venerável Grão-Prior Dom Galdino Cocchiaro, à direita.

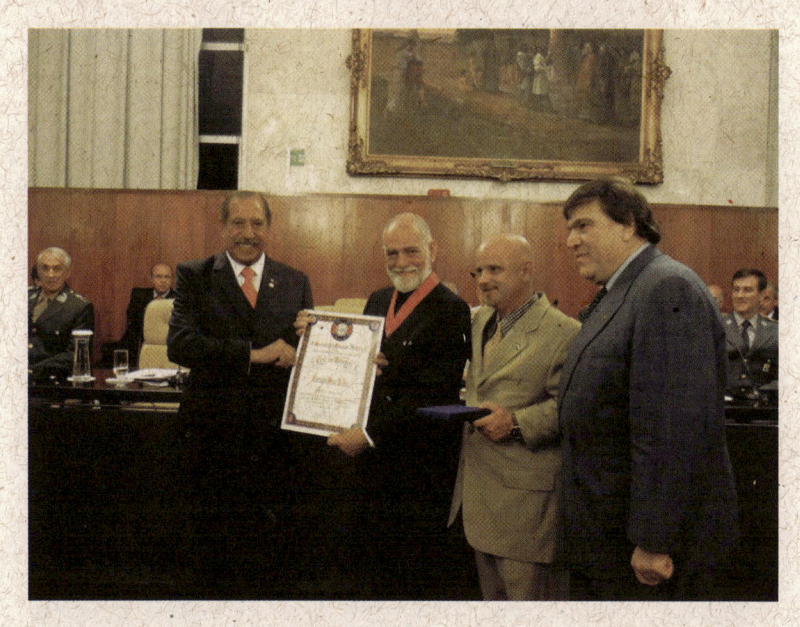

Exmo. Sr. General Vilela, Comandante Militar do Sudeste: Dr. J.B. Oliveira, da OAB; Comendador DeRose, recebendo a Cruz do Anhembi; Vereador Quito Formiga; Prof. Michel Chelala, do Polo Cultural Casa da Fazenda; Exmo. Sr. Coronel PM Alvaro Batista Camilo, Comandante Geral da Polícia Militar do Estado de São Paulo.

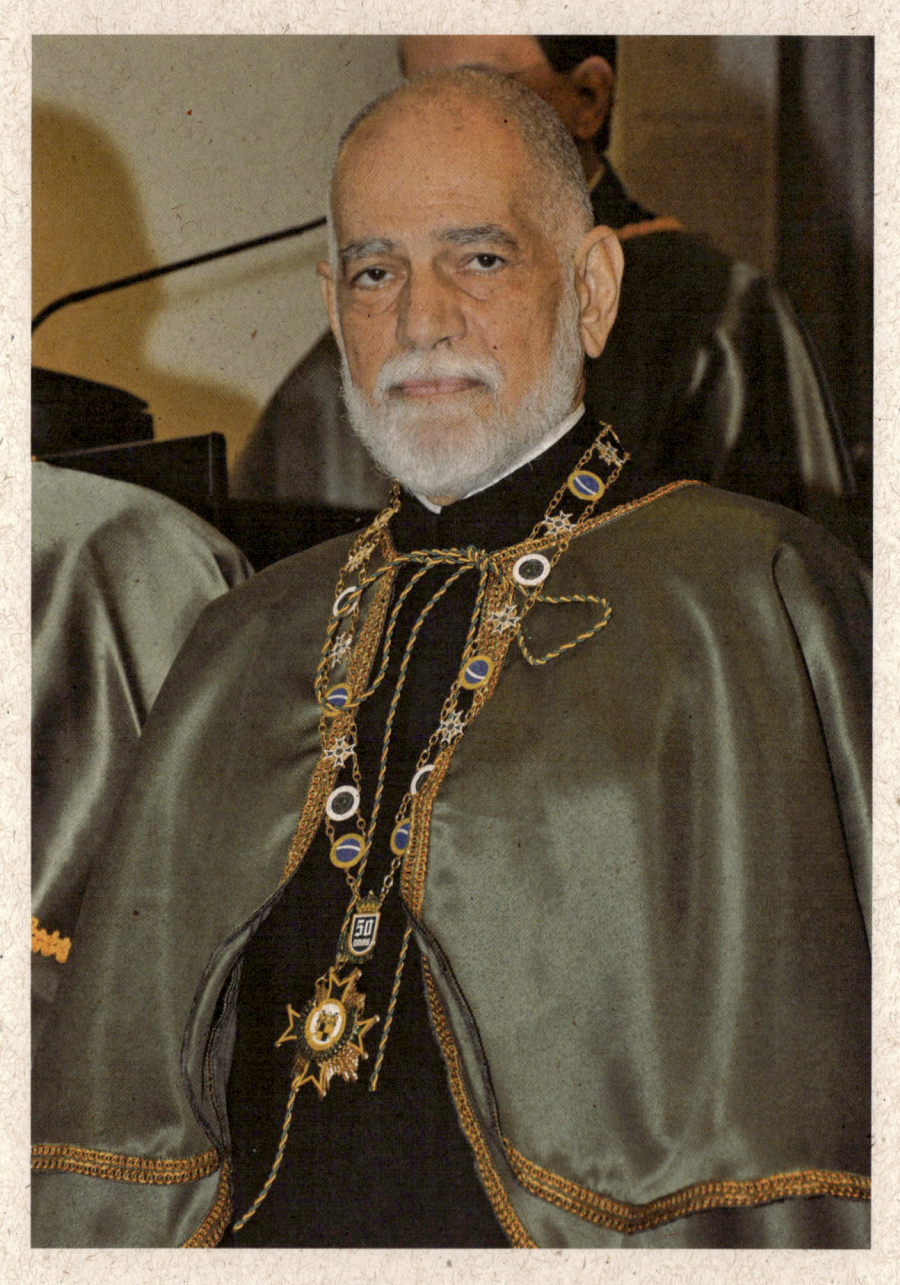

Comendador DeRose com o Grão-Colar de 50 anos
da Sociedade Brasileira de Heráldica e Humanística

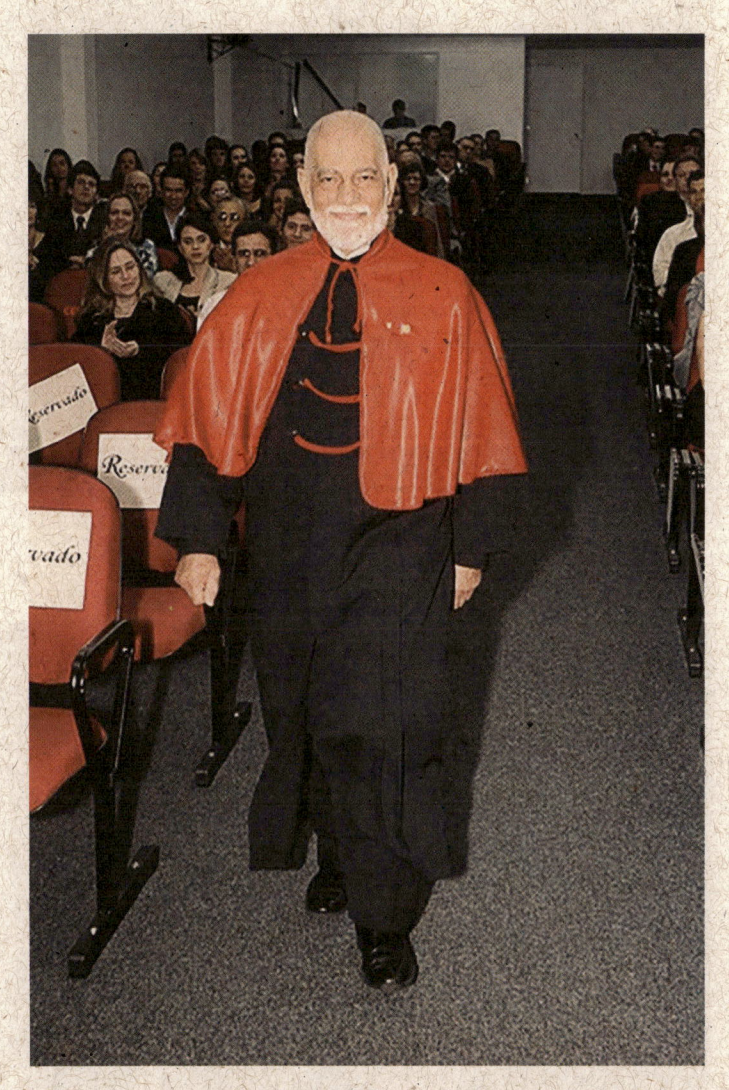

Comendador DeRose paramentado para receber o título de Professor Doutor *Honoris Causa*.

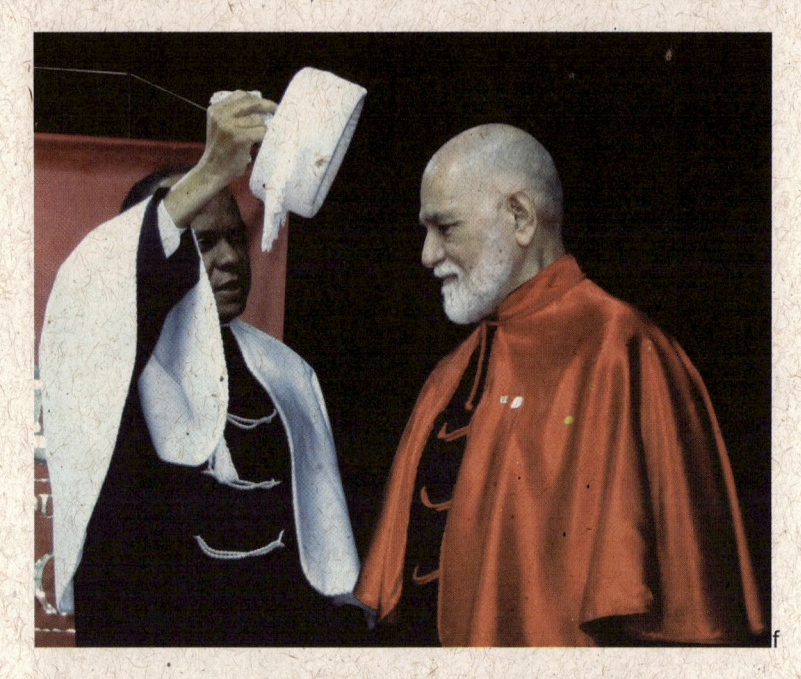

Sacração do título de Professor Doutor *Honoris Causa*.

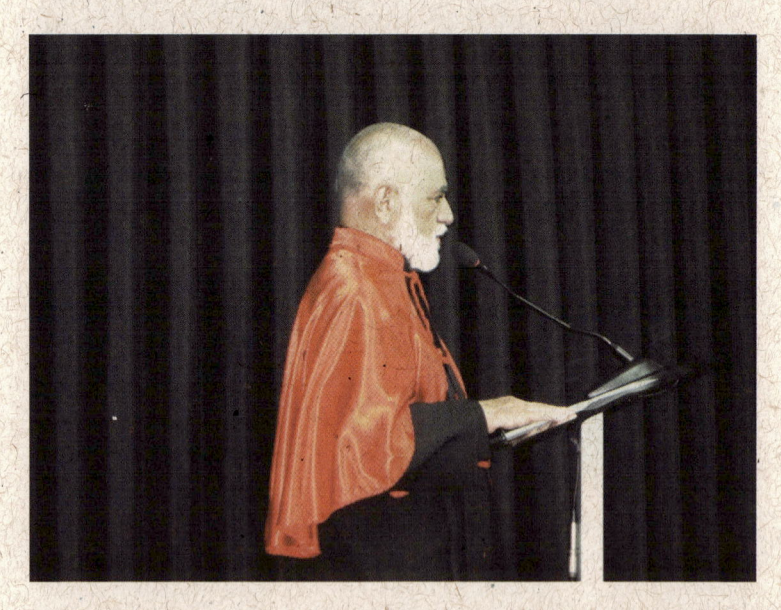

Aula magna na Faculdade de Ciências Sociais de Florianópolis.

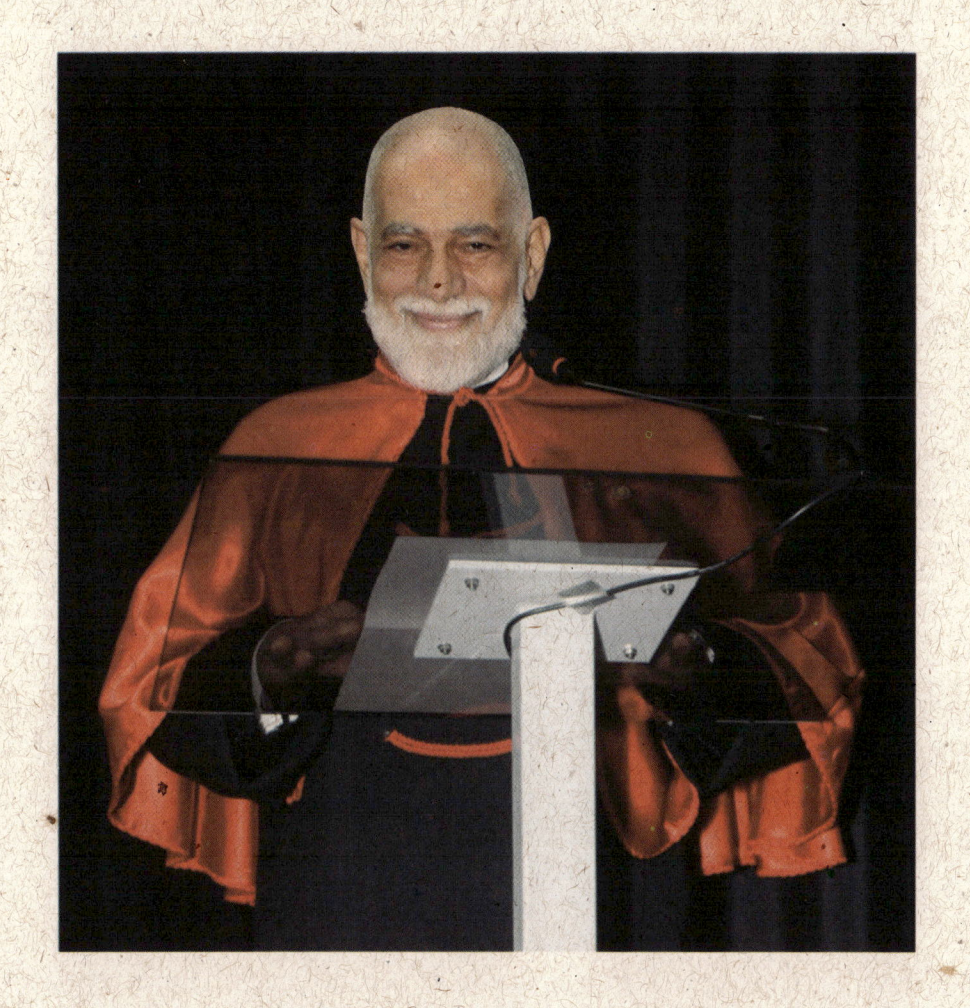

Comendador DeRose ministrando a Aula Magna
após receber o título de Professor Doutor *Honoris Causa*,
em 2010, na Faculdade de Ciências Sociais de Florianópolis, SC.

A DIVULGAÇÃO DESTAS HOMENAGENS E CONDECORAÇÕES NÃO TEM JUSTIFICATIVA NA VAIDADE PESSOAL.

> *Pobre do homem que é conhecido por todos, mas não se conhece a si mesmo.*
> Francis Bacon

É muito bom que ocorram essas solenidades de outorga, pois a opinião pública, nossos instrutores, nossos alunos e seus familiares percebem que há instituições fortes e com muita credibilidade que nos apoiam e reconhecem o valor do trabalho que realizamos pela juventude, pela nação e pela humanidade.

O Traje Formal Hindu

O nome internacional do traje formal hindu é *Nehru suit*, em referência ao Primeiro-Ministro da Índia Nehru que o tornou conhecido por comparecer a reuniões com chefes de estado e a solenidades com a sua indumentária tradicional. Na verdade, vestimentas tradicionais são aceitas em muitos lugares do mundo para substituir o *smoking* (*tuxedo*), como, por exemplo, o traje típico do Rio Grande do Sul. Em recepções que exijam *black-tie*, se o gaúcho comparecer pilchado, isto é, de calça bombacha, botas e demais acompanhamentos, essa vestimenta é aceita como de gala.

> *Ser uma personalidade pública é uma maldição: implica em que lhe atribuam coisas boas que você nunca fez e coisas ruins que você jamais faria.*
> DeRose

UM ABISMO ENTRE VAIDADE E CONTINGÊNCIA

Estou ciente de que muita gente no nosso meio precisa se pavonear por uma questão de vaidade pessoal. Gostaria que o prezado amigo compreendesse qual é a minha posição perante títulos e condecorações.

Durante cinquenta anos trabalhei com Yôga. Foram cinquenta anos pugnando pelo reconhecimento e respeito à nossa profissão. Luta inglória, uma vez que do outro lado está a mídia internacional divulgando sistematicamente uma imagem distorcida e fantasiosa sobre o tema.

Desde 1978 tentei a regulamentação da nossa profissão. A de peão de boiadeiro foi regulamentada, mas a nossa foi rejeitada. Desde 1970 vários colegas tentaram fundar uma faculdade de Yôga. Nenhum deles conseguiu que o MEC aprovasse seus projetos. Nesse meio tempo, foram aprovadas faculdades de cabeleireiro e de mais uma porção de profissões humildes. Conclusão: por não ser levada a sério pela Imprensa, nossa profissão, apesar de ser uma filosofia e exigir muito estudo, é situada preconceituosamente abaixo da de cabeleireiro e da de peão de boiadeiro, embora estes sejam respeitáveis ofícios.

Temos profissionais extremamente cultos, sérios e que ocupam posições destacadas na sociedade. Não obstante, se eu for apresentado como Mestre de Yôga, o que se passa imediatamente pela cabeça do interlocutor é que eu trabalhe com religião ou com ginástica. Na sequência, alguém me pergunta se eu fico de cabeça para baixo ou se ponho os pés atrás da cabeça. Ou, ainda, qual é o meu nome verdadeiro. Disparates aviltantes!

Por isso, meu amigo, por uma contingência da profissão, no nosso caso é determinante que contemos com o beneplácito da sociedade na forma de títulos e condecorações. Elas não são incorporadas como artifício para insuflação do ego desta persona e sim para implementar reconhecimento à nossa nobre profissão por parte dos poderes constituídos: Governo do Estado, Assembleia Legislativa, Forças Armadas, OAB, API, entidades culturais, filantrópicas, heráldicas e nobiliárquicas.

Dessa forma, esperamos que os pais dos nossos alunos concedam a eles mais apoio e compreensão quando seus filhos lhes comuniquem que desejam formar-se conosco e seguir a nossa carreira. Uma carreira que tem mantido dezenas de milhares de jovens longe das drogas, do álcool e do fumo. Se para nada mais servisse a nossa filosofia, somente por isto já seria justificável o respaldo da sociedade brasileira e da Imprensa, bem como o apoio dos pais.

DeRose

Algumas Comendas, medalhas e condecorações com que o Comendador DeRose foi agraciado
por instituições culturais, humanitárias, militares e governamentais que o tornam o professor mais laureado do Brasil

"Aceito essas homenagens porque elas não são para engrandecer o ego de uma pessoa, mas servem como reconhecimento à nossa filosofia pela sociedade e pelas instituições. É a nossa filosofia que está sendo condecorada." DeRose

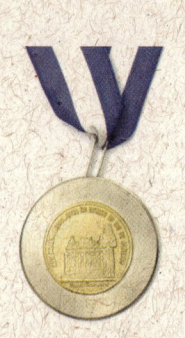

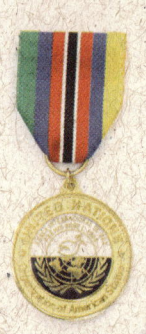

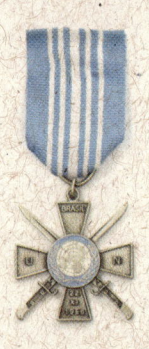

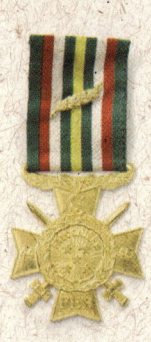

1. Medalha Tiradentes, da Assembleia Legislativa do Rio de Janeiro.
2. Medalha Internacional dos Veteranos das Nações Unidas e dos Estados Americanos.
3. Medalha da Paz, pela ABFIP ONU.
4. Medalha Marechal Falconière.

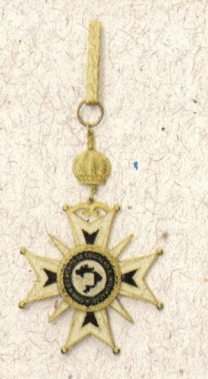

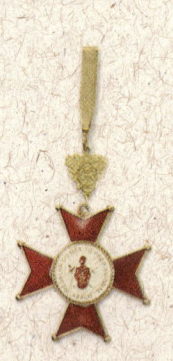

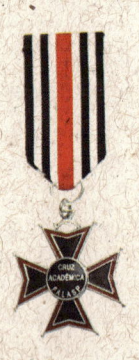

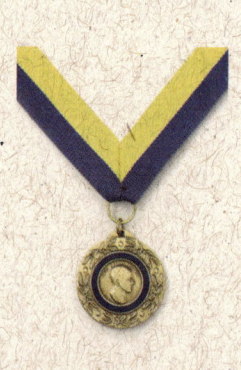

5. Comenda da Sociedade Brasileira de Educação e Integração.
6. Comenda do Mérito Profissional, da Academia Brasileira de Arte, Cultura e História.
7. Cruz Acadêmica, da Federação das Academias de Letras e Artes do Estado de São Paulo.
8. Medalha Paul Harris, da Fundação Rotária Internacional.

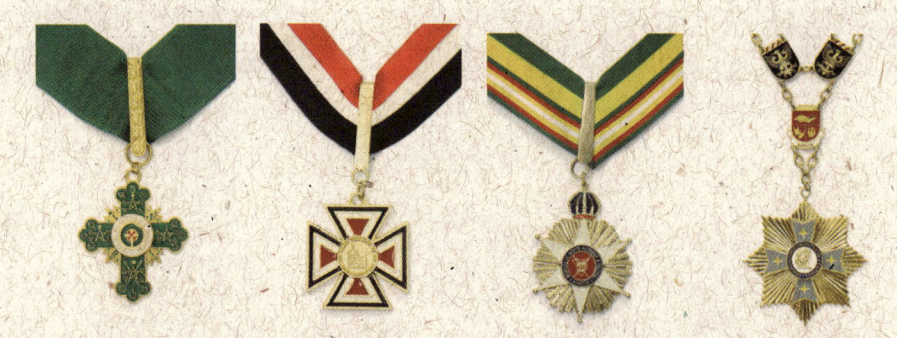

9. Cruz do Mérito Filosófico e Cultural, da Sociedade Brasileira de Filosofia, Literatura e Ensino.
10. Cruz de Cavaleiro, da Ordem dos Nobres Cavaleiros de São Paulo.
11. Medalha do Mérito Histórico e Cultural, da Academia Brasileira de Arte, Cultura e História.
12. Cruz do Reconhecimento Social e Cultural, da Câmara Brasileira de Cultura.

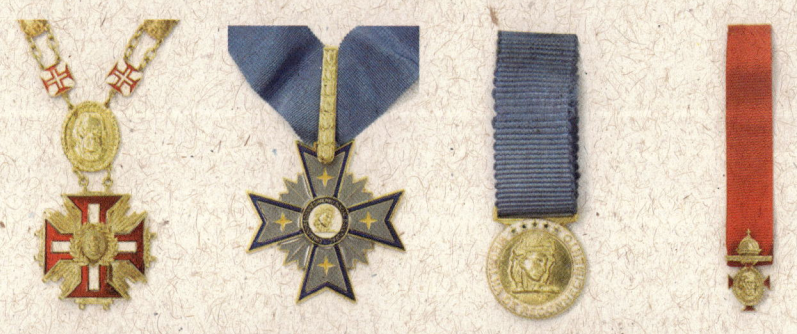

13. Colar José Bonifácio, da Sociedade Brasileira de Heráldica e Medalhística.
14. Comenda da Câmara Brasileira de Cultura.
15. Medalha de Reconhecimento, da Câmara Brasileira de Cultura.
16. Medalha do 2º. Centenário do Nascimento de José Bonifácio de Andrade.

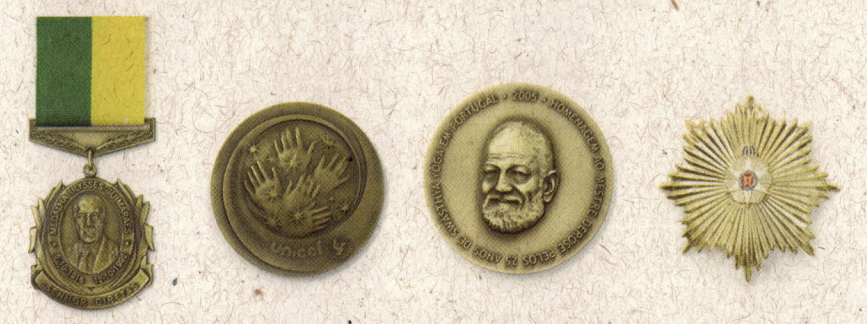

17. Medalha Ulysses Guimarães, da Ordem dos Parlamentares do Brasil.
18. Medalha da UNICEF da União Européia.
19. Medalha Comemorativa dos 25 Anos do Mestre DeRose em Portugal.
20. Esplendor do Mérito Histórico e Cultural.

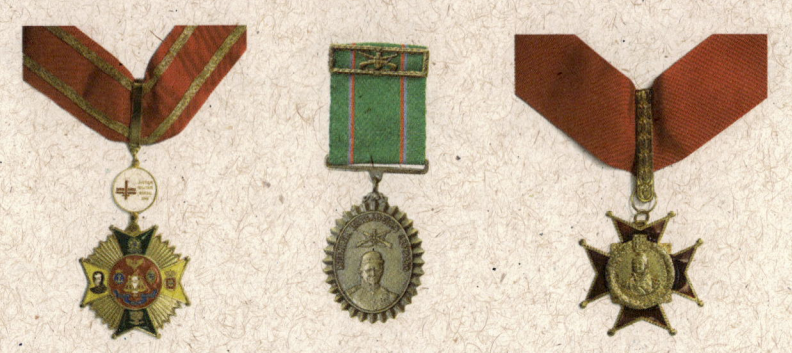

21. Medalha Comemorativa dos 200 Anos da Justiça Militar da União.
22. Medalha Brigadeiro Sampaio, Patrono da Infantaria.
23. Láurea D. João VI em comemoração pelos 200 anos da Abertura dos Portos.

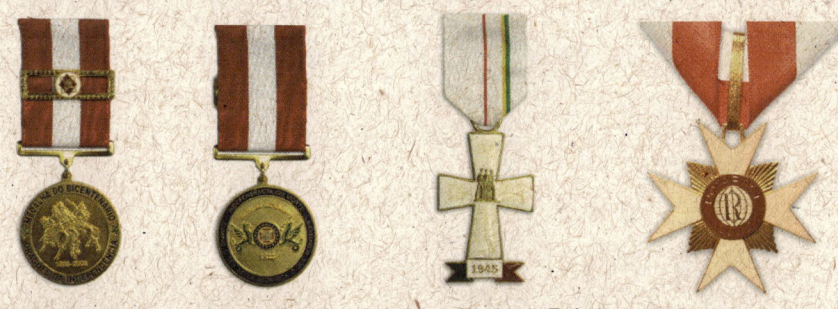

24. Medalha do Bicentenário dos Dragões da Independência, do Exército.
25. Medalha do Bicentenário dos Dragões da Independência, do Exército.
26. Cruz da Paz dos Veteranos da Segunda Guerra Mundial.
27. Medalha do Rotaract

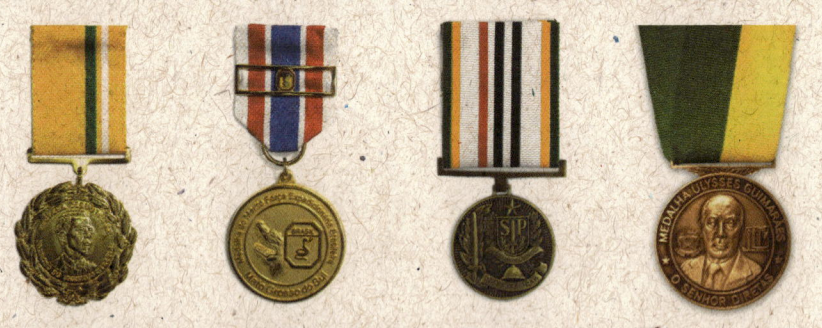

28. Medalha Olavo Bilac, da Academia de Estudos de Assuntos Históricos (MS).
29. Medalha do Mérito da Força Expedicionária Brasileira.
30. Medalha MMDC, comemorativa da Revolução Constitucionalista de 1932.
31. Medalha Ulysses Guimarães, da Ordem dos Parlamentares do Brasil (segunda).

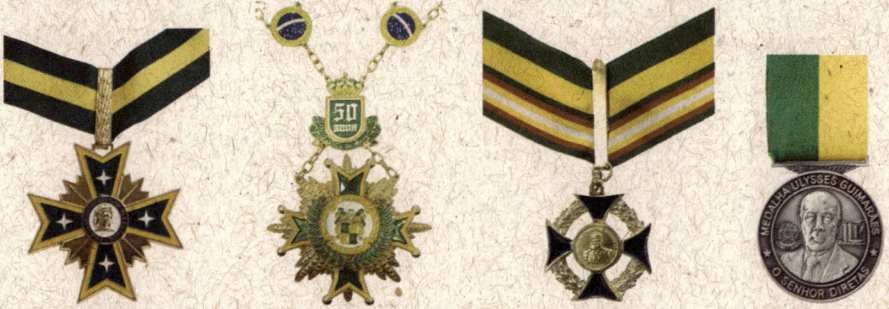

32. Cruz do Reconhecimento Social e Cultural.
33. Grão-Colar da Sociedade Brasileira de Heráldica e Humanística.
34. Colar Marechal Deodoro da Fonseca, no Polo Cultural da Casa da Fazenda do Morumbi.
35. Medalha Ulysses Guimarães, da Ordem dos Parlamentares do Brasil (terceira - prata).

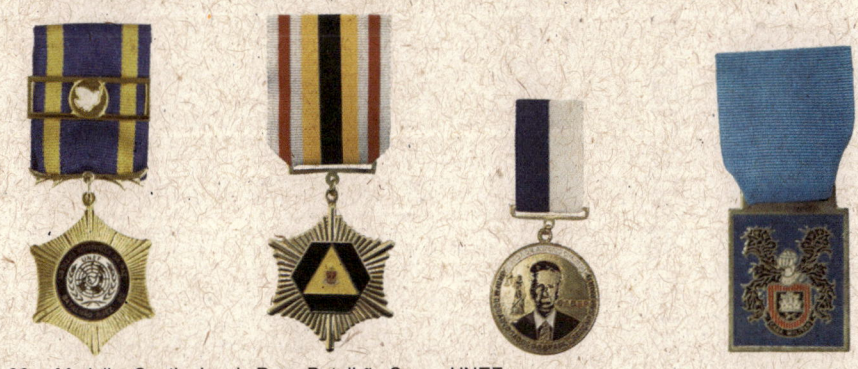

36. Medalha Sentinelas da Paz - Batalhão Suez - UNEF.
37. Medalha da Defesa Civil do Estado de São Paulo.
38. Medalha Prof. Dr. Antonio Chaves da OAB SP.
39. Medalha da Casa Militar, do Gabinete do Governador do Estado de São Paulo.

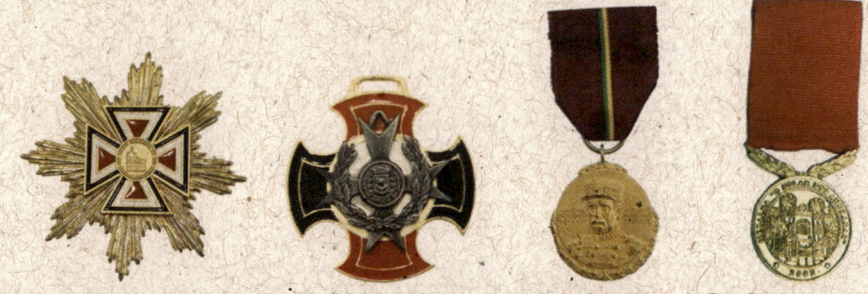

40. Resplendor do grau de Grande Oficial da Ordem dos Nobres Cavaleiros de São Paulo.
41. Cruz do Anhembi, da Sociedade Amigos da Cidade.
42. Medalha Marechal Trompowsky, Patrono do Magistério do Exército.
43. Medalha Solar dos Andradas, da Soc. Amigos do CPOR - Centro de Preparação de Oficiais da Reserva.

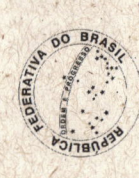

CESUSC

Complexo de Ensino Superior de Santa Catarina

Credenciada pela Portaria MEC n.109, de 10 de fevereiro de 2000 (DOU 11.02.200)

Diploma

A Faculdade de Ciências Sociais de Florianópolis, mantida pelo Complexo de Ensino Superior de Santa Catarina - CESUSC, tem a honra de conferir o título de Professor Doutor Honoris Causa a

DeRose, L.S.A.

e outorga-lhe o presente diploma como homenagem e reconhecimento pela sua eminente trajetória acadêmica e importantíssima contribuição para a sociedade

Florianópolis, 10 de setembro de 2010

Prof. Dr. Edmundo Lima de Arruda Junior
Presidente Honorífico CESUSC

registro de títulos e documentos
e registro civil das pessoas jurídicas
escrivão: bel. josé maria siviero

3º R.T.D.

rua XV de novembro, 80
cep 01013-000 - são paulo-sp
fone: 232-3171 telefax: 37-8830

Certidão de Personalidade Jurídica

Certifico e dou fé que nos termos dos arts. 18 e 19 do Código Civil Brasileiro, e na forma dos arts. 114 e 119, da lei nº 6.015 de 31 de dezembro de 1973, em data de hoje foi conferida personalidade jurídica a **UNIVERSIDADE INTERNACIONAL DE YÔGA** entidade civil estabelecida à Alameda Jaú, 2000, na cidade de São Paulo, Estado de São Paulo, conforme registro em microfilme nº **232.558/94*** deste **3º RTD**.

São Paulo 18 de novembro de 19 94.

INSTRUTORES CREDENCIADOS

Dispomos de centenas de Instrutores Credenciados em todo o Brasil, Argentina, Chile, Portugal, Espanha, França, Itália, Inglaterra, Escócia e Estados Unidos (incluindo o Havaí). Desejando a direção da Unidade mais próxima, visite o nosso *site* www.DeRoseMethod.org ou entre em contato com a Sede Central, tel.: (11) 3064-3949 e (11) 3082-4514.

FACILIDADE AOS NOSSOS ALUNOS: Se você estiver inscrito em qualquer uma das Unidades Credenciadas, terá o direito de frequentar gratuitamente várias outras Credenciadas quando em viagem, desde que comprove estar em dia com a sua Unidade de origem e apresente o nosso passaporte acompanhado dos documentos solicitados (conveniência esta sujeita à disponibilidade de vaga).

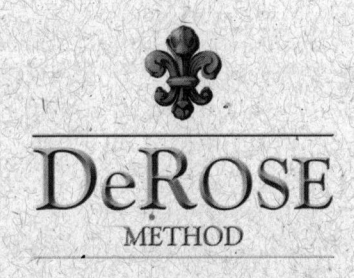

DeRose
METHOD

SÃO PAULO – AL. JAÚ, 2000 – TEL. (11) 3081-9821 E 3088-9491.
RIO DE JANEIRO – AV. COPACABANA, 583 CONJ. 306 – TEL. (21) 2255-4243.
Os demais endereços atualizados você encontra no nosso *website*:

www.DeRoseMethod.org

Entre no nosso *site* e assista gratuitamente mais de 80 aulas do Sistematizador DeRose sobre: sânscrito, alimentação inteligente, corpos do homem e planos do universo, o tronco Pré-Clássico, a relação Mestre/discípulo na tradição oriental, hinduismo e escrituras hindus, e outras dezenas de assuntos interessantes.

Faça *download* gratuito de vários livros do escritor DeRose, bem como CDs com aulas práticas, meditação, mensagens etc., além de acessar os endereços de centenas de instrutores de diversas linhas.

E, se gostar, recomende nosso *site* aos seus amigos!

TRATADO DE YÔGA

Um clássico. É considerada uma obra canônica, a mais completa do mundo em toda a História do Yôga, com 940 páginas e mais de 2000 fotografias.

- 32 mantras em sânscrito;
- 108 mudrás do hinduísmo (gestos reflexológicos) com suas ilustrações;
- 27 kriyás clássicos (atividades de purificação das mucosas);
- 54 exercícios de concentração e meditação;
- 58 pránáyámas tradicionais (exercícios respiratórios);
- 2100 ásanas (técnicas corporais) com as suas fotos.

Apresenta capítulos sobre karma, chakras, kundaliní e samádhi (o autoconhecimento). Oferece ainda um capítulo sobre alimentação e outro de orientação para o dia-a-dia do praticante de Yôga (como despertar, o banho, o desjejum, a meditação matinal, o trabalho diário etc.). É o único livro que possui uma nota no final dos principais capítulos com orientações especialmente dirigidas aos instrutores de Yôga. Indica uma bibliografia confiável, mostra como identificar os bons livros e ensina a estudá-los.

Confirme nesta amostra de 100 páginas: derose.co/pequenoextrato-tratado

MEDITAÇÃO

Para ensinar meditação, é imprescindível que o ministrante tenha experiência prática e anos de adestramento, para que saiba solucionar as dificuldades dos alunos. Prof. DeRose comemora mais de 50 anos ensinando meditação nas universidades federais, estaduais e católicas de quase todos os estados do Brasil, em cursos de extensão universitária, e também em instituições de ensino superior da Europa.

Quanto à experiência pessoal, o Preceptor DeRose já vivenciou estados que se encontram um patamar acima da meditação, algumas vezes na própria Índia, para onde viajou durante 24 anos.

KARMA E DHARMA

Não acha que já está na hora de você tomar as rédeas da sua própria vida? Mudar de destino é muito fácil, se você conhecer as leis que regem o universo. O autor mudou seu destino, pela primeira vez, aos 14 anos de idade. Descobriu como era simples e, pela vida afora, exercitou a arte de alterar os desígnios da sua existência, e ensinou, aos seus alunos, como conquistar o sucesso profissional, a felicidade, a saúde, a harmonia familiar e boas relações afetivas. A vida do autor é o melhor exemplo da eficácia dos seus ensinamentos.

Anjos Peludos - Método de Educação de Cães

Muitos humanos tratam seus cães como pessoas da família. Está certo ou errado? Outros tratam cachorro como bicho, mas sob aquela óptica de que animal tem que viver lá fora e não pode entrar em casa. Se fizer frio ou chover, o bicho que se vire, encolhido, tremendo, lá na sua casinha de cachorro alagada e sem proteção contra o vento e as intempéries. Entre os dois extremos talvez esteja você. Certamente, se este livro despertou o seu interesse a ponto de ler este texto, você está mais para o primeiro caso do que para o segundo. Então, é com você mesmo que eu quero compartilhar o que assimilei nos livros, nos diálogos com adestradores, mas, principalmente, o que eu aprendi com a própria Jaya, minha filhota tão meiga.

Método de Boas Maneiras

A maior parte das normas de conduta surgiram de razões práticas. Se você conseguir descobrir o veio da consideração humana, terá descoberto também a origem de todas as fórmulas da etiqueta. Tudo se resume a uma questão de educação.

Boas maneiras constituem a forma de agir em companhia de outras pessoas, de modo a não invadir o seu espaço, não constrangê-las e fazer com que todos se sintam bem e à vontade na sua companhia. Por isso, boas maneiras são uma questão de bom-senso.

O melhor deste livro é que sua leitura divertirá e ilustrará bastante. Então, aproveitemos!

Método de Boa Alimentação

O que seria uma "Boa Alimentação"? Sob a ótica de um nutrólogo ou nutricionista, é a que nutre bem. Sob o prisma de um terapeuta, boa alimentação é a que traz saúde, vitalidade, longevidade. No de quem quer emagrecer, é a que não engorda. De acordo com os ambientalistas, boa alimentação é aquela que agride menos o meio ambiente e preserva os animais. Na opinião de um *chef-de-cuisine*, boa alimentação é aquela elaborada com produtos de excelente procedência, preparados com arte e que resultem em um sabor refinado, bem como uma apresentação sofisticada no prato.

No nosso caso, consideramos como boa, uma alimentação que inclua todos esses fatores. Mas, ao mesmo tempo, que não seja um sistema difícil, nem estranho, nem estereotipado. Precisamos ter a liberdade de entrar em qualquer restaurante ou lanchonete e comer o que nos der mais prazer. Como conciliar isso com o conceito de Boa Alimentação? Isso é o que este livro vai lhe ensinar, de forma simples e descontraída.

Método para um Bom Relacionamento Afetivo

Finalmente, um livro que diz tudo, sem meias palavras, com seriedade e usando uma linguagem compreensível. Era assim que queríamos ler sobre esse emaranhado emocional que são as relações afetivas. Dos livros que tentam dissertar sobre o tema, a maior parte é maçante. Os outros, populares demais. Estava faltando um livro pequeno, mas profundo; culto, mas escrito em linguagem coloquial; e que não fosse elaborado por um teórico no assunto, mas por alguém com experiência prática, real e incontestável. Bom Relacionamento Afetivo é tudo isso. E mais: é o presente ideal para o namorado ou namorada, marido ou esposa e, até, para os "melhores amigos". Ofertar este livro é abrir a visão da pessoa que você ama para novos valores e colocar a felicidade em suas mãos.

Mensagens

Este é um livro que reúne as mensagens mais inspiradas, escritas pelo Prof. DeRose em momentos de enlevo, durante sua trajetória como preceptor desta filosofia iniciática. Aqui, compilamos todas elas, para que os admiradores desta modalidade de ensinamento possam deleitar-se com a força do verbo. É interessante como o coração realmente fala mais alto. Muita gente só compreendeu o ensinamento do Sistematizador DeRose quando leu suas mensagens. Elas têm o poder de catalisar a força interior de quem as lê e desencadear um processo de modificação do caráter, através da potencialização da vontade e do amor.

Chakras e kundaliní

Para os estudiosos que já leram tudo sobre chakras e kundaliní, esta obra é uma preciosidade, pois acrescenta dados inéditos que se mostram extremamente lógicos e coerentes, mas que não se encontravam em parte alguma, antes desta publicação.

Por outro lado, a linguagem do livro é acessível e torna o assunto muito claro para quem ainda não conhece nada a respeito. Isso, aliás, é uma característica do autor. O escritor DeRose consegue transmitir profundos conhecimentos iniciáticos, com uma naturalidade e clareza que impressionam os eruditos.

De onde DeRose recebeu tantos ensinamentos? E como consegue demolir o mistério que os envolvia, tornando o tema tão simples? Se você tivesse estudado o assunto desde a adolescência, se houvesse se dedicado ao seu magistério durante mais de meio século, se tivesse viajado para os mosteiros dos Himálayas durante 25 anos, é bem provável que também manifestasse a mesma facilidade para lidar com o hermetismo hindu.

Corpos do Homem e Planos do Universo

Diversas filosofias abordam este tema, entre elas o Sámkhya, o Vêdánta, a Teosofia, a Rosacruz e muitas outras. Todas procuram esclarecer o leigo a respeito das várias dimensões, nas quais o ser humano consegue se manifestar no atual *status* evolutivo. Para atuar em cada plano do universo, precisamos utilizar um veículo ou "corpo" de substância que tenha o mesmo grau de densidade ou de sutileza da respectiva dimensão. É em um desses corpos sutis que se encontram os chakras e a kundaliní. Neste livro, o escritor DeRose utiliza sua experiência de mais de meio século de ensino para tornar a matéria facilmente compreensível, mesmo ao iniciante mais leigo. Por outro lado, – e isto é uma característica deste autor – apesar de ser compreendido pelos iniciantes, consegue acrescentar muito conhecimento profundo aos estudiosos veteranos e aos eruditos no tema. Este é um dos oito livros menores que foram combinados para formar o *Tratado de Yôga*, do Sistematizador DeRose

Eu me lembro...

Poesia, romance, filosofia. Como o autor muito bem colocou no Prefácio, este livro não tem a pretensão de relatar fatos reais ou percepções de outras existências. Ele preferiu rotular a obra como ficção, a fim de reduzir o atrito com o bom-senso, já que há coisas que não se podem explicar. No entanto, é uma possibilidade no mínimo curiosa, que o escritor DeRose assim o tenha feito pelo seu proverbial cuidado em não estimular misticismo nos seus leitores, mas que se trate de lembranças de eventos verídicos do período dravídico, guardados no mais profundo do inconsciente coletivo. Disponível em papel e em **audiobook** na voz do autor.

Yôga Sútra

O Yôga Sútra é o livro do Yôga Clássico, cuja característica é a divisão em oito partes: yama, niyama, ásana, pránáyáma, pratyáhára, dháraná, dhyána e samádhi.

Intelectuais de todos os países cultos publicaram comentários sobre o Yôga Sútra. Seminários, debates, cursos e colóquios a respeito dele realizam-se sistematicamente em universidades, sociedades filosóficas e instituições culturais da Índia e do mundo todo.

Nenhum estudioso que deseje conhecer mais profundamente o Yôga, pode progredir nos seus estudos sem passar pela pesquisa histórica e filosófica do Yôga Sútra. Ninguém pode declarar que pratica ou ensina Yôga Clássico, sem adotar este livro como texto básico, no qual devem ser pautadas todas as aulas e conceitos aplicados.

A Medalha com o ÔM

Cunhada em forma antiga, representa de um lado o ÔM em alto relevo, circundado por outras inscrições sânscritas. No reverso, o ashtánga yantra, poderoso símbolo do SwáSthya Yôga. O ÔM é o mais importante mantra do Yôga e atua diretamente no ájñá chakra, a terceira visão, entre as sobrancelhas. Para maiores informações sobre o ÔM, a medalha, o ashtánga yantra e os chakras, consulte o livro *Tratado de Yôga*.

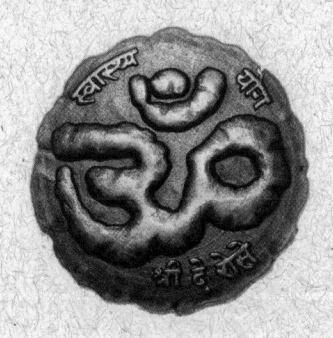

Medalhão de parede

Lindíssima reprodução da medalha em cartão, com cerca de 30 cm de diâmetro, para ornamentar a parede do quarto, da sala, ou da sua empresa.

Você pode adquirir estes livros nas melhores livrarias, pela Amazon, por encomenda na Livraria Cultura, na Saraiva ou pelos telefones:

(11) 3081-9821, 3088-9491 ou 99312-6714.

www.egregorabooks.com

ou na Alameda Jaú, 2000, São Paulo, SP

Vários destes livros foram disponibilizados gratuitamente na Fan Page do escritor DeRose (https://www.facebook.com/professorderose).

DeRose foi o primeiro autor a conseguir isso dos seus editores, liberando seus livros, CDs e DVDs sem cobrar nada.

Você gostaria de assistir sem custo algum a mais de uma centena de webclasses? Tudo isso está disponível no site:

www.DeRoseMethod.org.